Arbeitsheft

Medizinische Fachangestellte

Lernfelder 5 – 8

von
Andrea Hinsch
Ingrid Loeding

Verlag Handwerk und Technik · Hamburg

Hinweis:
Zugunsten der einfacheren Lesbarkeit wird in diesem Arbeitsheft auf die gleichzeitige Verwendung der Sprachformen männlich, weiblich und divers (m/w/d) verzichtet. Grundsätzlich gelten alle berufs- und personenbezogenen Begriffe im Sinne der Gleichbehandlung für alle Geschlechter.

ISBN 978-3-582-58204-1
Best.-Nr. 58204
Arbeitsheft – 1. Auflage

ISBN 978-3-582-58205-8
Best.-Nr. 58205
Arbeitsheft mit Lösungen – I/1. Auflage

ISBN 978-3-582-58206-5
Best.-Nr. 58206
E-Book mit Lösungen – I/1. Auflage

Verlag Handwerk und Technik GmbH,
Lademannbogen 135, 22339 Hamburg; Postfach 63 05 00, 22331 Hamburg – 2021
E-Mail: info@handwerk-technik.de – Internet: www.handwerk-technik.de

Satz und Layout: PER MEDIEN & MARKETING GmbH, 38102 Braunschweig
Umschlagmotive: Shutterstock Images LLC, New York, USA: Bild 1 links (Sirirat), Bild 2 links (Liya Graphics), Bild 3 links (StudioByTheSea); stock.adobe.com: Hauptbild (stokkete)
Druck: Himmer GmbH Druckerei & Verlag, 86167 Augsburg

Inhaltsverzeichnis der Arbeitsblätter (AB)

Lernfeld 5: Zwischenfällen vorbeugen und in Notfallsituationen Hilfe leisten

Lernfeld 6: Waren beschaffen und verwalten

AB 1 Auffinden einer Person

1. Zählen Sie die drei Vitalfunktionen auf.

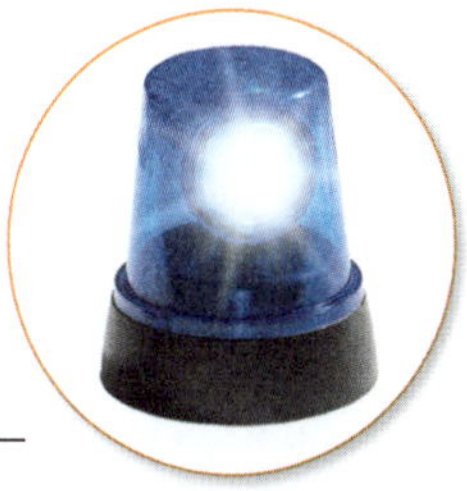

____

____

____

2. Beim Auffinden einer Person geht man in einer bestimmten Art und Weise vor. Bringen Sie die Kontroll- und Arbeitsschritte in die korrekte Reihenfolge.
Schneiden Sie die Textkarten auf Seite 115 aus und kleben Sie die Karten an den passenden Stellen auf.

Überprüfen von Notfallpatienten

[ ]

Person reagiert

[ ]

[ ]

Person zeigt keine Reaktion

[ ]

[ ]

[ ]

Atmung nicht normal

[ ]

[ ]

Atmung normal

[ ]

[ ]

[ ]

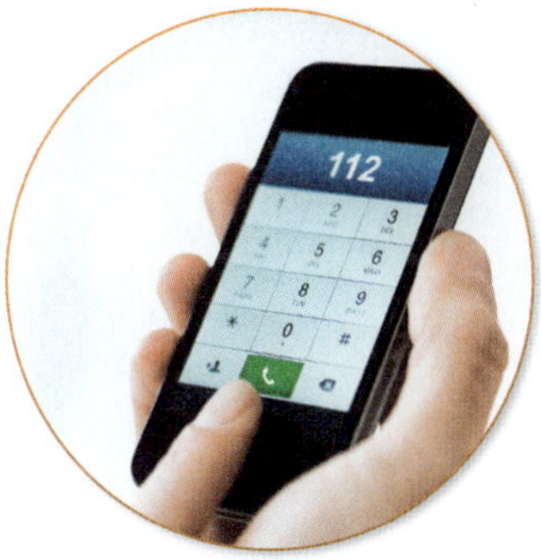

3. Benennen Sie Merkmale/Krankheitsanzeichen, die Sie durch das Ansehen einer bewusstlosen Person überprüfen können.

____

____

____

____

AB 2 Notruf, Atemkontrolle

1. a. Notieren Sie die 5-W-Fragen bei einem Notruf.

W ______________________________

W ______________________________

W ______________________________

W ______________________________

W ______________________________

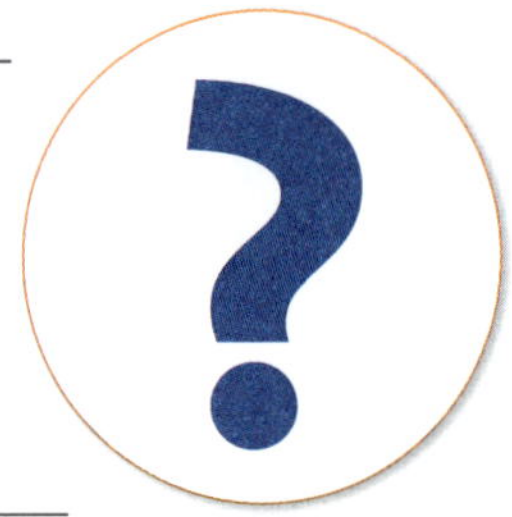

b. Warum soll man auf Rückfragen warten und nicht gleich wieder auflegen?

____

____

2. Ergänzen Sie für die beiden Abbildungen die Überschriften .
Beschreiben Sie die Tätigkeiten, die auf den Abbildungen gezeigt werden.

Kontrolle der	Kontrolle der
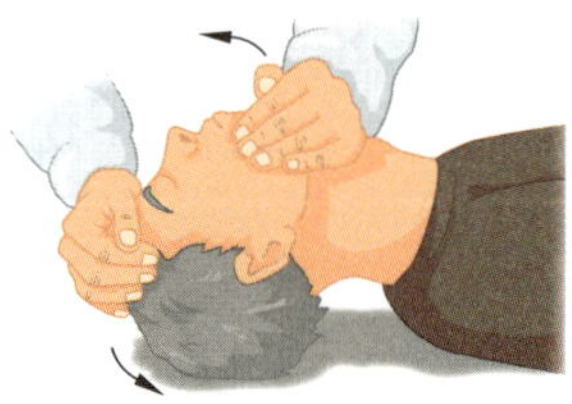	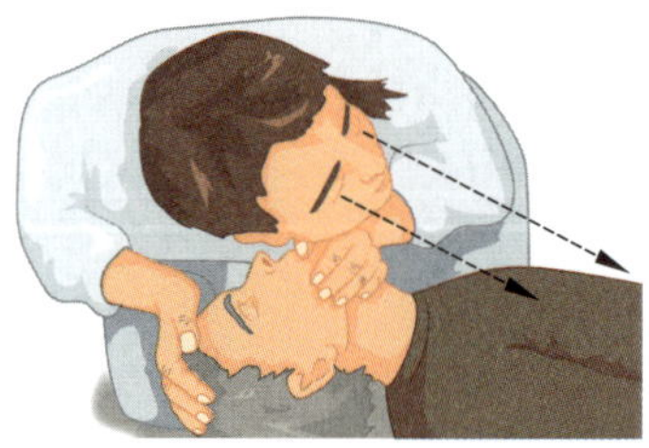

3. Welche beiden Möglichkeiten der Beatmung (ohne Hilfsmittel) gibt es?

______________________________ ______________________________

4. Bei Fremdkörpern in den Atemwegen besteht Lebensgefahr.
Welche Symptome weisen auf Fremdkörper in den Atemwegen hin?

______________________________ ______________________________

______________________________ ______________________________

______________________________ ______________________________

______________________________ ______________________________

AB 3 Sofortmaßnahmen bei Fremdkörpern in den Atemwegen, stabile Seitenlage

1. Erklären Sie die Sofortmaßnahmen, wenn sich in den Atemwegen Fremdkörper befinden.

- bei Kindern

____

____

- bei Erwachsenen

____

____

2. Bringen Sie die Abbildungen zur stabilen Seitenlage in die richtige Reihenfolge.
Tragen Sie die Zahlen 1, 2, 3 und 4 in die Kreise ein. Beschreiben Sie die einzelnen Schritte.

	Beschreibung
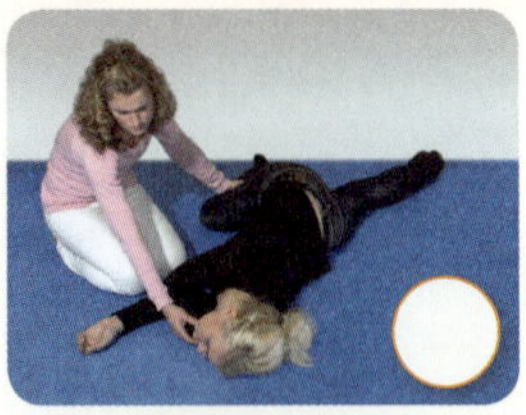	
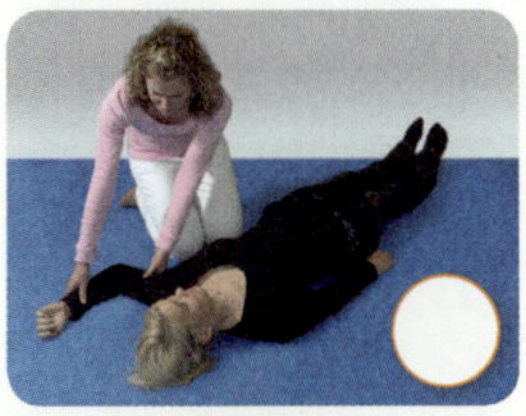	
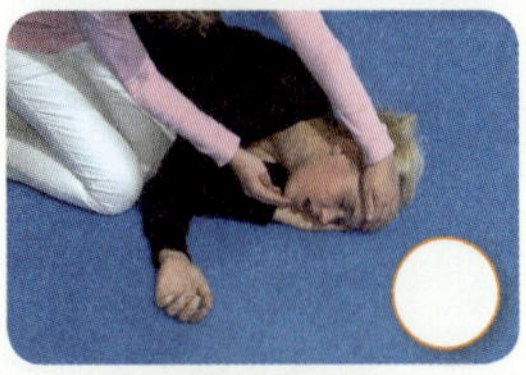	
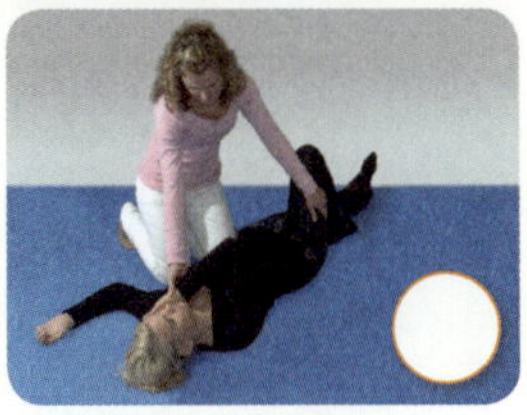	

3. Tragen Sie die Bedeutungen der Abkürzungen in die Tabelle ein.

Abkürzung	Bedeutung
HLW	
CPR	
AED	

AB 4 Herz-Lungen-Wiederbelebung (HLW)

1. Benennen Sie die Maßnahmen der HLW, die mit den einzelnen Buchstaben der A-B-C-D-E-Regel gemeint sind.

Basismaßnahmen:	
A	
B	
C	
erweiterte Maßnahmen:	
D	
E	

2. a. Bringen Sie die Arbeitsschritte bei der Durchführung einer HLW in die richtige Reihenfolge.

Arbeitsschritt	Reihenfolge
30-mal den Brustkorb komprimieren	
Kompression und Beatmung wiederholen, bis der Rettungswagen/Notarzt eingetroffen ist bzw. der Arzt die entsprechende Anweisung gibt	
Oberkörper des Patienten freimachen	
Patienten in die richtige Lage bringen (möglichst harte Unterlage, Beine ggf. leicht erhöht)	
2-mal beatmen	
Notruf absetzen	

b. Welche Hinweise zur Durchführung der HLW sind zusätzlich wichtig?

____

____

____

____

____

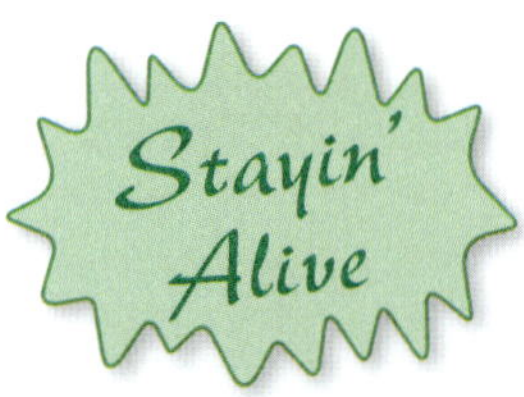

3. Kreuzen Sie an, in welchem Bereich des Brustbeines (Sternums) der Handballen zur HLW aufgesetzt wird.

1	Ein wenig links der Brustmitte, auf Höhe des Herzens.	
2	Auf der Brustmitte, auf dem unteren Teil des Sternums.	
3	Auf einer gedachten Linie zwischen den beiden Brustwarzen.	

AB 5 Lagerungsarten

1. Je nach Notfall werden die Patienten unterschiedlich gelagert. Nennen Sie die Bezeichnungen der Lagerungsarten und die Indikationen zu den abgebildeten Lagerungsarten.

Lagerungsart	**Lagerungsart**	**Lagerungsart**
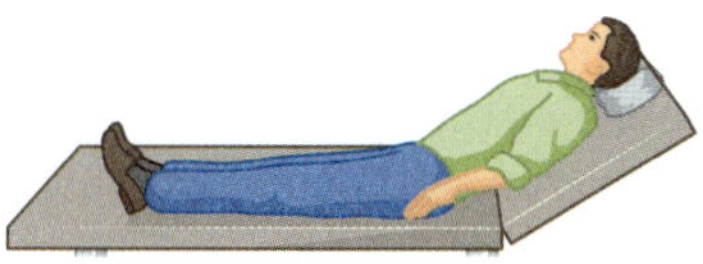	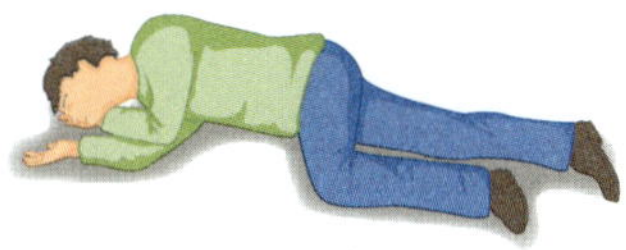	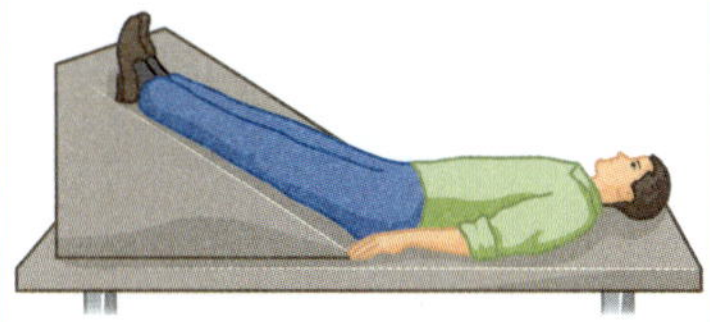
Indikation	**Indikation**	**Indikation**

Lagerungsart	**Lagerungsart**	**Lagerungsart**
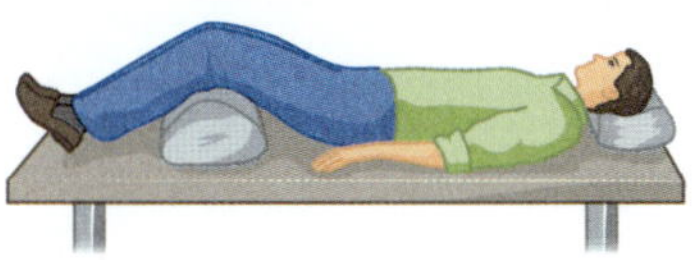	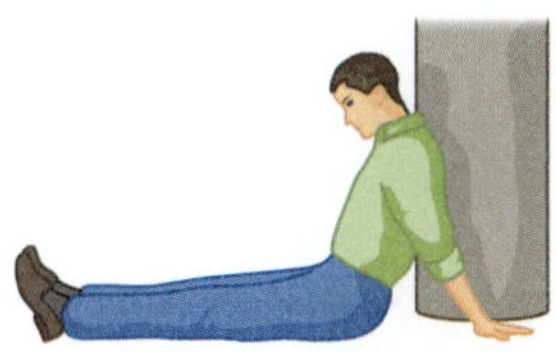	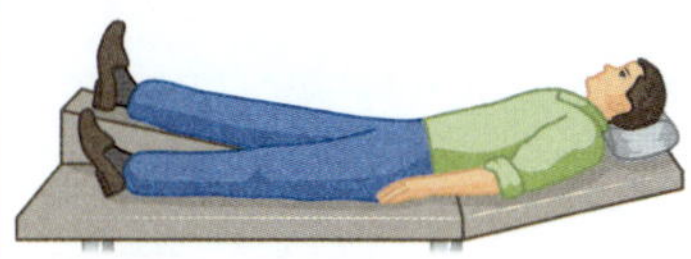
Indikation	**Indikation**	**Indikation**

2. Welche Lage sollte ein Patient mit Atemnot einnehmen?

AB 6 Notfälle, anaphylaktischer Schock

1. Hoppla, hier ist etwas gehörig durcheinandergeraten! Die Symptome, Gefahren und Sofortmaßnahmen passen nicht immer zum genannten Notfall. Markieren Sie die zusammengehörenden Bezeichnungen der Notfälle, Beispiele für Symptome, Gefahren und Sofortmaßnahmen jeweils in derselben Farbe.

Hypoglykämie	akutes Abdomen	Herzinfarkt
Beispiele für Symptome akuter, ggf. krampfartiger Schmerz im Bauch- oder Beckenbereich, Abwehrspannung der Bauchdecke, schlechter Allgemeinzustand, oberflächliche, schmerzhafte Atembewegungen mit Zyanose, Übelkeit und Erbrechen	**Beispiele für Symptome** Schmerzen im Brustkorb, Brustenge, Schmerzausstrahlung in Hals, Schulter, linken Arm, Bauch, bei Frauen oft Übelkeit, Erbrechen, Rückenschmerzen, flache Atmung, Zyanose, kaltschweißige Haut, Unruhe, Todesangst, Bewusstlosigkeit	**Beispiele für Symptome** Blutzucker < 50 mg/dl, kaltschweißige Haut, Bewusstseinsstörung, ggf. Bewusstlosigkeit, Zittern, Unruhe, Verwirrtheit, auch Aggressivität, Krampfneigung, Kopfschmerzen, Tachykardie, ggf. Tachypnoe
Gefahren Bewusstlosigkeit, Hirnschäden	**Gefahr** Kreislaufstillstand	**Gefahren** Blutverlust, Schock
Sofortmaßnahmen Lagerung bei leicht erhöhtem Oberkörper, Beruhigung, enge Kleidungsstücke öffnen, Patienten nicht bewegen oder weggehen lassen	**Sofortmaßnahmen** bei Bewusstsein: Flachlagerung, bei Bewusstlosigkeit: stabile Seitenlage, Gabe von Traubenzucker, Injektion von Glukose/Glukagon (nur nach ärztlicher Anweisung), Blutzuckermessung	**Sofortmaßnahmen** Flach- oder Seitenlagerung mit angewinkelten Beinen, Schockbekämpfung, Erbrochenes (oder Stuhl) für weitere Untersuchungen aufbewahren

2. Ein anaphylaktischer Schock ist immer ein Notfall. Kreuzen Sie jeweils an, ob die Beschreibung ein Symptom, eine Ursache, eine Sofortmaßnahme oder ein wichtiger Hinweis ist.

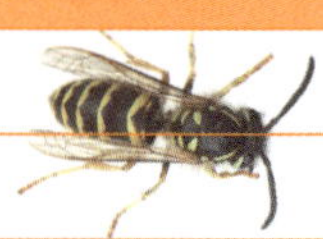

		Symptom	Ursache	Sofortmaßnahme	wichtiger Hinweis
1	Patient in Schocklage bringen				
2	Schwindel, Schüttelfrost				
3	allergische Reaktion auf Medikamente (z. B. Antibiotika)				
4	sorgfältige Beobachtung nach Medikamentengabe				
5	Tachykardie, Blutdruckabfall				
6	warme rote Haut, ggf. Quaddeln, Juckreiz, Niesen				
7	Insektengifte, Nahrungsmittel				
8	spontanes Wiederauftreten der Schocksymptomatik in den ersten 24 Stunden jederzeit möglich				
9	eventuell Hilfe beim Erbrechen geben				
10	Zufuhr des allergieauslösenden Stoffes beenden				
11	Atemnot, Bronchospasmus				

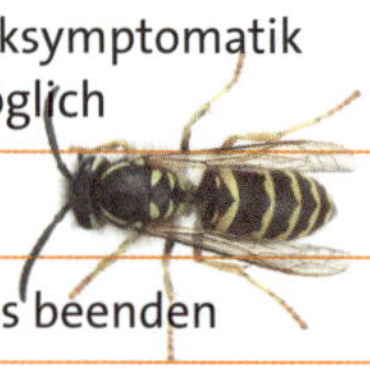

AB 7 Notfälle, Notfallkoffer

1. Während der täglichen Busfahrt zu Ihrer Praxis bricht vor Ihnen eine etwa 55-jährige Frau zusammen. Sie klagt über starke Schmerzen auf der linken Seite und im Rücken sowie Übelkeit. Sie sehen, dass sie flach atmet. Beim Anfassen der Frau merken Sie, dass ihre Haut kaltschweißig ist.

a. Auf welchen Notfall könnten die Symptome hinweisen?

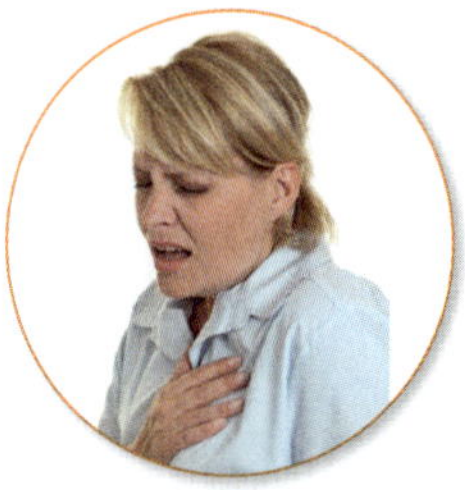

____

b. Beschreiben Sie die Sofortmaßnahmen.

___________________ ___________________

___________________ ___________________

2. Ergänzen Sie die Lücken im Text mithilfe der vorgegebene Stichwörter:

beruhigend	Bewusstsein	epileptischen Anfall	Gegenstände
Keil in den Mund	Muskelzuckungen	stabile Seitenlage	Status epilepticus
Vitalfunktionen	10 Minuten	Zeit	zusammenkrampft

Ein junger Mann kommt völlig aufgeregt zu Ihnen in die Praxis. Bevor er schildern kann, was ihn so aufregt, sehen Sie, dass sich seine Muskulatur ______________ und schließlich starke ______________ auftreten, er bricht bewusstlos zusammen. Weder Ihre Kolleginnen noch ihr Chef sind da ... Sie vermuten, dass der Patient einen ______________ haben könnte. Deshalb entfernen Sie – soweit möglich – umgebende ______________ oder polstern diese. Sie notieren sich die ______________, da jeder epileptische Anfall von mehr als ______________ zu einem lebensbedrohlichen ______________ führen kann. Sie versuchen nicht, einen ______________ zu schieben, um so einen Biss auf die Zunge zu vermeiden! Die Gefahr, das Sie verletzt werden, ist zu groß! Wenn der Patient wieder zu ______________ kommt, sprechen Sie ihm ______________ zu. Ist der Patient sehr erschöpft, bringen Sie ihn in die ______________ und kontrollieren die ______________.

3. a. Nennen Sie mindestens acht Hilfsmittel und Geräte, die in einen Notfallkoffer gehören.

___________________ ___________________

___________________ ___________________

___________________ ___________________

___________________ ___________________

___________________ ___________________

___________________ ___________________

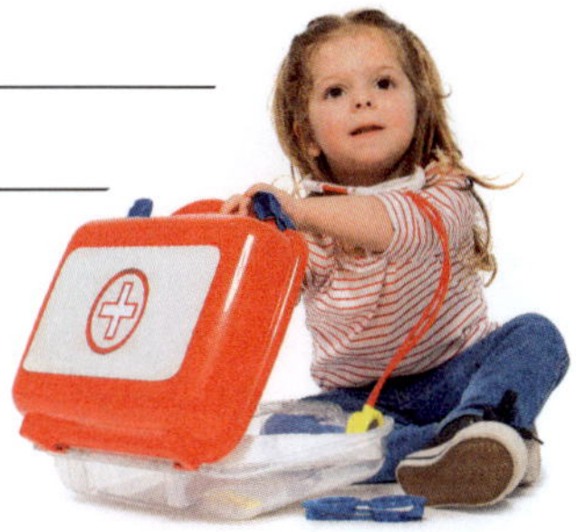

b. Geben Sie an, wie häufig und worauf ein Notfallkoffer überprüft werden muss.

____

____

AB 8 Fachworttrainer Notfälle

1. Finden Sie in dem Buchstabensalat waagerecht und senkrecht 12 Fachwörter in Bezug auf Notfälle. Erklären Sie die Begriffe in der Tabelle unter dem Wortsuchrätsel.

M	R	T	K	O	K	W	C	B	M	S	E	C	A	Z	Y	A	N	O	S	E	Q
A	N	A	P	H	Y	L	A	K	T	I	S	C	H	H	J	R	A	E	K	R	A
L	G	N	E	W	A	Y	N	I	P	I	N	T	U	B	A	T	I	O	N	K	S
M	W	L	F	F	Z	Ä	D	S	G	I	Z	Y	V	U	I	E	E	R	F	H	E
L	Z	D	E	F	I	B	R	I	L	L	A	T	O	R	R	R	A	D	G	J	F
T	E	B	E	T	R	D	G	P	M	S	C	Q	E	T	U	I	H	Z	P	K	V
A	D	T	O	M	K	L	N	U	X	M	A	S	P	I	R	A	T	I	O	N	T
D	E	E	L	O	U	S	F	T	K	O	X	W	Z	L	S	C	H	O	C	K	Z
E	U	S	S	Q	L	G	Q	A	K	R	E	A	N	I	M	A	T	I	O	N	U
					A	I	Y	V	L	A	N	I	M	M	K	R	P	W	G	W	O
					T	L	R	Z	P	P	I	S	Y	N	K	O	P	E	T	Q	L
					I	L	V	I	T	A	L	F	U	N	K	T	I	O	N	E	N
					O	C	N	G	H	J	T	M	U	X	O	I	L	Z	Q	L	B
					N	S	E	Q	I	R	R	E	V	E	R	S	I	B	E	L	E

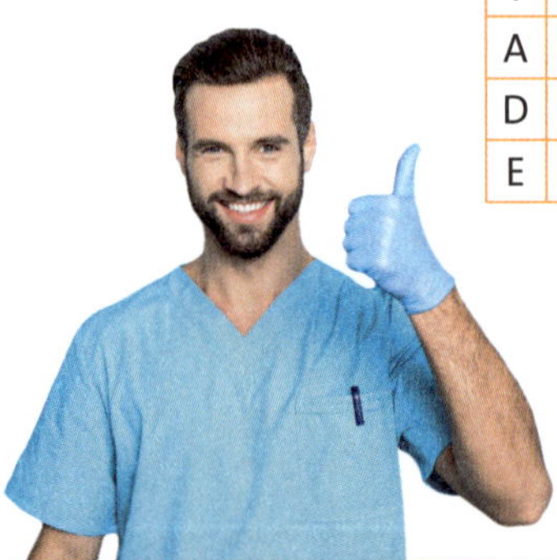

Begriff	Erklärung

AB 9 Zusammensetzung des Blutes, Aufgaben des Blutes

1. Bei der Zusammensetzung des Blutes unterscheidet man zwischen festen Blutbestandteilen (= Blutzellen) und flüssigen Blutbestandteilen (= Blutplasma) . Schneiden Sie die Textkarten auf Seite 115 aus und vervollständigen Sie das Schema zur Zusammensetzung des Blutes. Kleben Sie die Karten auf.

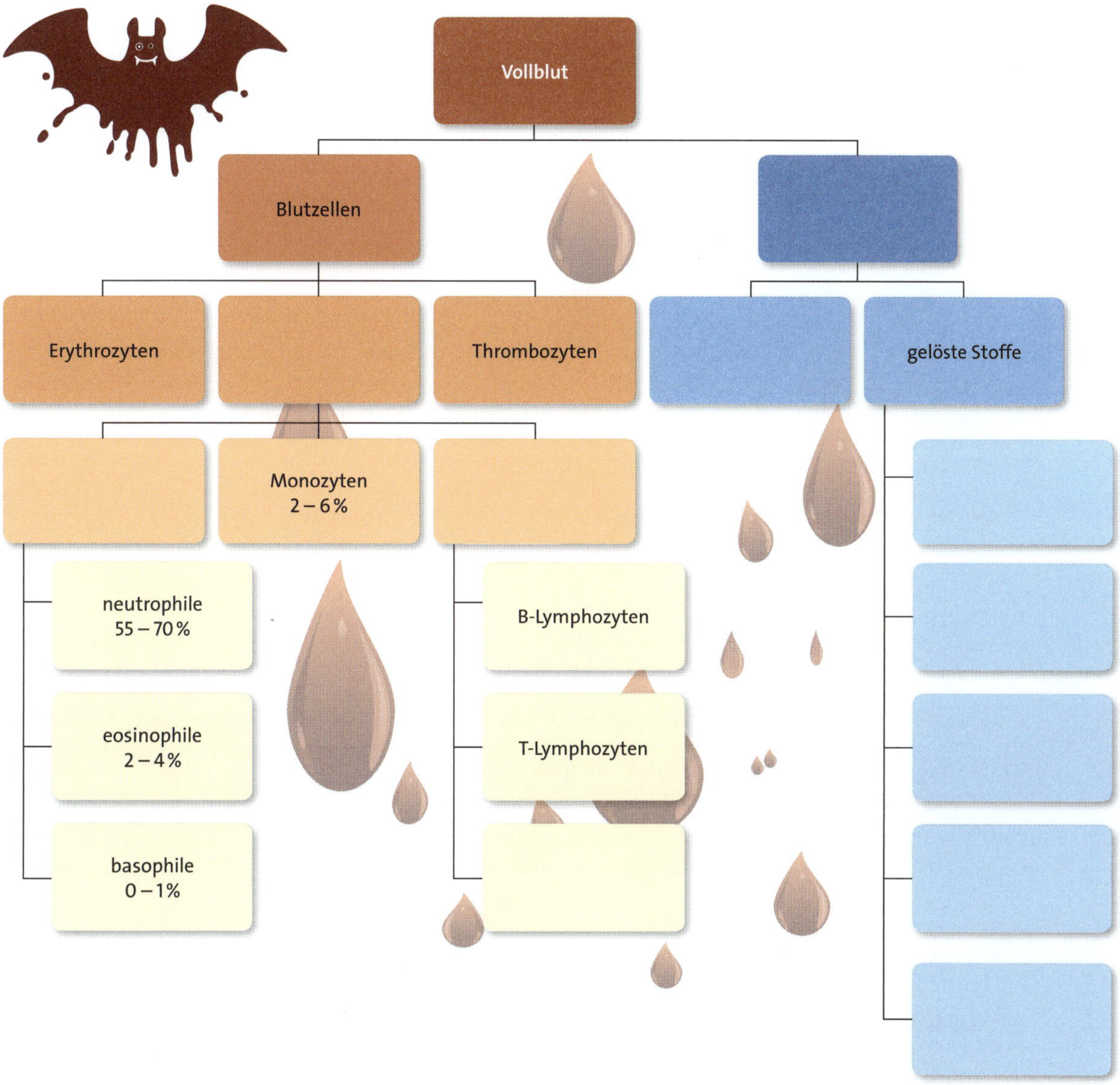

2. Nennen Sie fünf Aufgaben des Blutes.

AB 10 Aufgaben und Eigenschaften der Blutzellen

1. Ordnen Sie den Blutzellen ihre Aufgaben zu, indem Sie jeweils die Bezeichnung und die passende Aufgabe mit einer Linie verbinden.

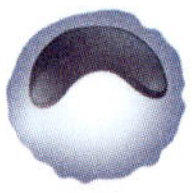	Leukozyten	sind zuständig für den Sauerstofftransport
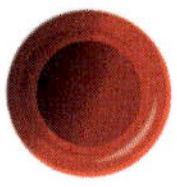	Erythrozyten	spielen eine wichtige Rolle bei der Blutstillung
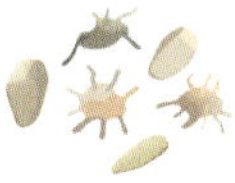	Thrombozyten	dienen der Abwehr

2. Entscheiden Sie, ob die folgenden Aussagen auf die Erythrozyten, die Leukozyten oder die Thrombozyten zutreffen. Tragen Sie die richtige Blutzelle ein.

		Blutzelle
1	Sie enthalten das Hämoglobin und sind deshalb fähig, Sauerstoff zu binden.	
2	Die Zellkerne sind sehr unterschiedlich geformt.	
3	Sie werden nach ca. 10 Tagen Lebensdauer in Milz und Leber abgebaut.	
4	Sie werden nach ca. 120 Tagen Lebensdauer in Milz und Leber abgebaut.	
5	Sie haben keinen Zellkern.	
6	Je nach Art haben sie eine Lebensdauer von 10 Stunden bis mehrere Jahre.	
7	Sie sind kernlos, flach und unregelmäßig geformt.	
8	Sie tragen die Blutgruppenmerkmale auf ihrer Zellmembran.	

3. Bei den Leukozyten unterscheidet man drei Arten. Entscheiden Sie, ob die Aussagen über die drei Arten richtig oder falsch sind und korrigieren Sie die falschen Aussagen.

		richtig	falsch	Korrektur
1	Bei den Lymphozyten ist die Form des Zellkernes vom Alter der Zelle abhängig.			
2	Neutrophile Granulozyten können durch Phagozytose Krankheitserreger unschädlich machen.			
3	Lymphozyten reifen in der Milz.			
4	Lymphozyten können sich zu Plasmazellen entwickeln.			
5	Eosinophile und basophile Monozyten spielen eine Rolle bei allergischen Reaktionen.			

AB 11 Blutzellenarten

1. Lösen Sie das Rätsel. Bei richtiger Lösung ergibt sich von oben nach unten gelesen aus den umrandeten Buchstaben ein Lösungswort. Erklären Sie das Lösungswort.

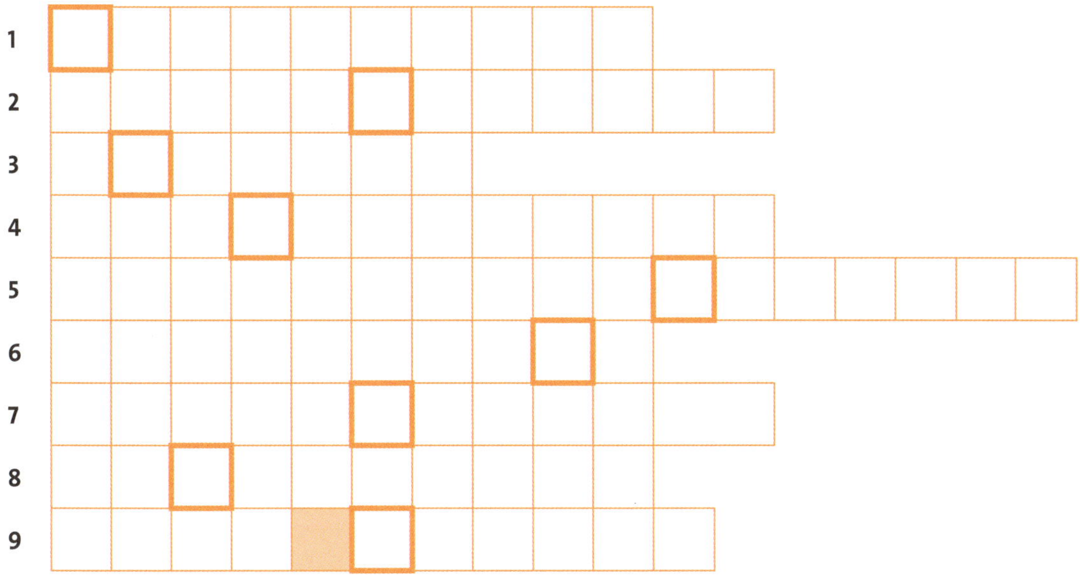

1 Blutflüssigkeit; besteht zu 90 % aus Wasser
2 kleine Fresszellen
3 die Körperflüssigkeit betreffend
4 rote Blutkörperchen
5 Leukozyten, die sich etwas merken können (ä = ae)
6 Fresszellen
7 Lymphozyten ohne B oder T als Zusatzbezeichnung
8 weiße Blutkörperchen
9 englisches Wort für Knochenmark (zwei Wörter)

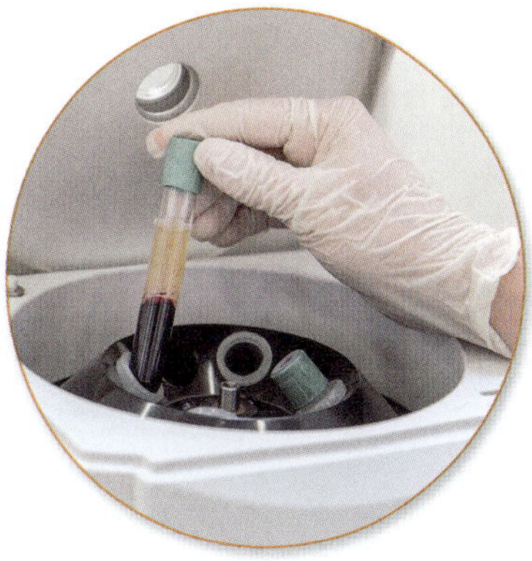

Lösungswort:

1	2	3	4	5	6	7	8	9

Erklärung des Lösungswortes: ____________________

2. Benennen Sie die abgebildeten Blutzellen.

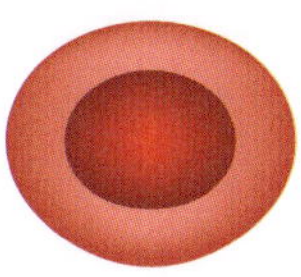	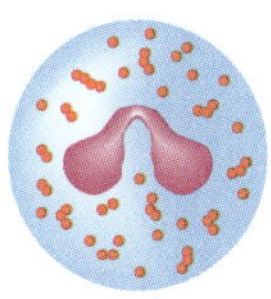	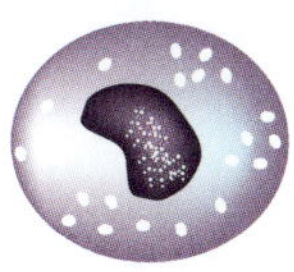	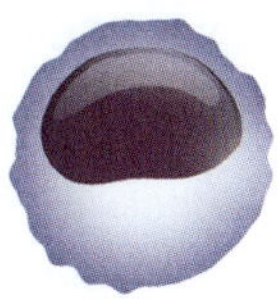

3. Welche Leukozytenart ist an der Bildung von Eiter beteiligt?

____

AB 12 Blutplasma, Normwerte der Blutbestandteile

1. Im Blutplasma sind verschiedene gelöste Stoffe enthalten. Kreuzen Sie an, zu welcher Gruppe die genannten Stoffe gehören.

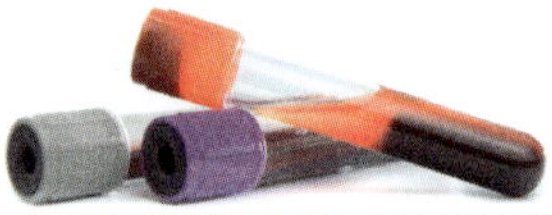

		Elektrolyte	Proteine	Gerinnungs-faktoren	Nährstoffe	Abbau-produkte
1	Albumine					
2	Fibrinogen					
3	Harnstoff					
4	Natrium					
5	Glukose					
6	Globuline					
7	Calcium					
8	Kreatinin					
9	Fette					
10	Prothrombin					
11	Kalium					

2. Ordnen Sie die Normwerte den einzelnen Blutbestandteilen zu. Setzen Sie die angegebenen Begriffe ein.

Blutplasma	Blutzellen	Erythrozyten
Granulozyten	Hämatokrit	Leukozyten
Lymphozyten	Monozyten
Thrombozyten

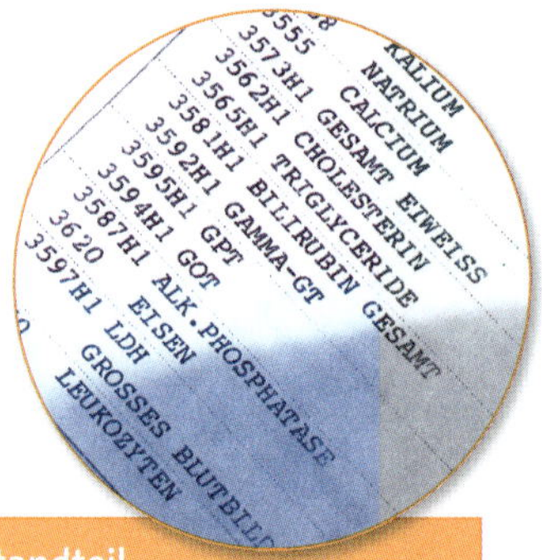

	Norm-/Richt-/Referenzwert	Blutbestandteil
1	ca. 44 % des gesamten Blutvolumens	
2	ca. 56 % des gesamten Blutvolumens	
3	Männer: 36 – 48 % Frauen: 35 – 45 %	
4	Männer: 4,5 – 5,5 pro µl Blut Frauen: 4,0 – 5,0 pro µl Blut	
5	150 000 – 400 000 pro µl Blut	
6	4 000 – 10 000 pro µl Blut	
7	50 – 70 %	
8	25 – 40 %	
9	2 – 6 %	

AB 13 Blutgerinnung

1. Die Blutgerinnung läuft in drei Phasen ab. Schneiden Sie die Abbildungen auf Seite 117 aus und kleben Sie diese in der richtigen Reihenfolge auf. Benennen Sie die einzelnen Phasen.

Phase			
Erklärung	Die Gefäßwand zieht sich zusammen, das Blut strömt in dem verengten Gefäß langsamer.	Thrombozyten haften an der verletzten Wand. Es bildet sich ein Thrombus, der das Gefäß innerhalb kürzester Zeit verschließt.	Thrombin (Gerinnungsfaktor II) wandelt unter Mitwirkung von Calciumionen (Faktor IV) das Fibrinogen (Faktor I) in feste Fibrinfasern um. Das Fibrinnetz legt sich über die Thrombozyten und zieht sich zusammen. Der Thrombus wird fest.

2. Erläutern Sie die „Gerinnungskaskade".

____

____

____

____

3. Nennen Sie das Vitamin, das für eine ungestörte Gerinnung erforderlich ist.

____

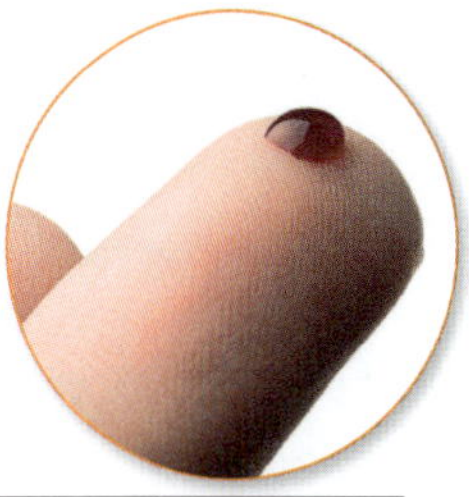

4. Zählen Sie die Gerinnungshemmer auf, die im ärztlichen Labor eingesetzt werden, um die Blutgerinnung zu verhindern.

____

____

____

5. Geben Sie den Terminus/das Fachwort für Gerinnungshemmer an.

____

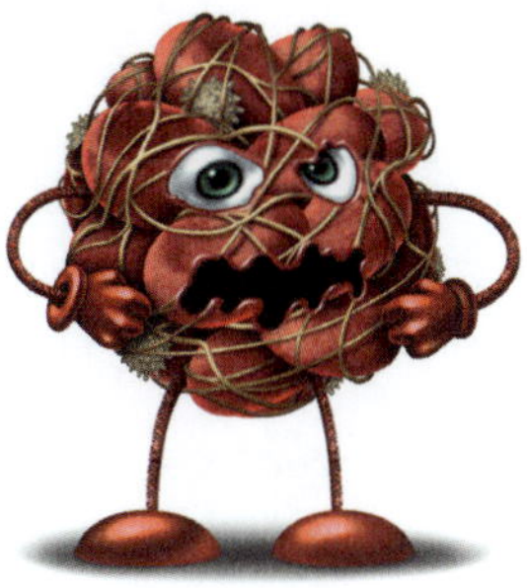

AB 14 Blutgruppen

1. Ergänzen Sie den Lückentext, indem Sie die vorgegebenen Wörter an den korrekten Stellen eintragen.

| Blutgruppe 0 (Null) | Buchstaben A und B | Erythrozyten | HLA-Systems | körperfremden |
| Oberflächenantigene | Rh-positiv | Rhesussystems |

Auf den Oberflächen der Körperzellen befinden sich spezielle Proteine, die ____________________. Das Immunsystem kann durch diese Proteine zwischen körpereigenen und ____________________ Zellen unterscheiden. Auf der Oberfläche der ____________________ befinden sich die Oberflächenantigene des AB0- und ________________, auf den Leukozyten des ________________. Die Oberflächenantigene auf den Erythrozyten werden mit den ____________________ bezeichnet. Entsprechend werden auch die Blutgruppen benannt. Fehlt dieses Protein, spricht man von der ____________________. Wenn die Erythrozyten auf ihrer Oberfläche das Rhesus-Antigen haben, dann ist man ____________________. Fehlt das Rhesus-Antigen, ist man Rhesus-negativ.

2. Tragen Sie die Blutgruppen nach dem AB0-System in die Bluttropfen ein.

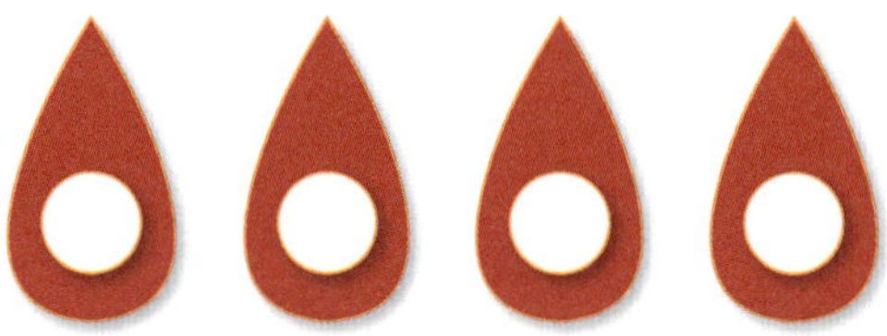

3. Das Diagramm zeigt die Verteilung der Blutgruppen in Deutschland. Vervollständigen Sie die Angaben zu den einzelnen Blutgruppen. Tragen Sie Folgendes ein:
- ob bzw. welches Oberflächenantigen (A, B, A und B, keins) der Erythrozyten jeweils vorhanden ist
- ob bzw. welche Antikörper (Anti-A, Anti-B, Anti-A und Anti-B, keine Antikörper) im Blut des Patienten vorkommen.

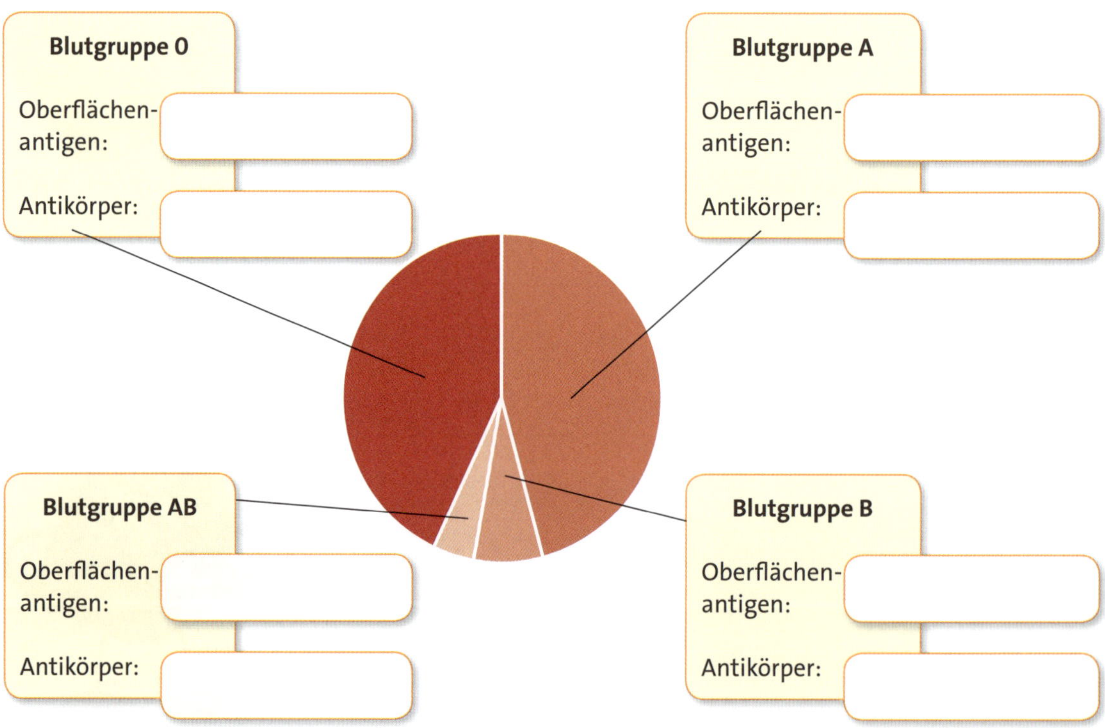

AB 15 Rhesusfaktoren, HLA

1. Entscheiden Sie, ob die Aussagen richtig oder falsch sind. Kreisen Sie die richtige Lösung ein. Bei richtiger Lösung und Reihenfolge ergibt sich ein Lösungswort.

		richtig	falsch
1	Menschen mit der Blutgruppe 0 haben keine Oberflächenantigene auf den Erythrozyten	T	P
2	Vor einer Bluttransfusion müssen die Antigene des HLA-Systems bestimmt werden.	B	E
3	Eine Übertragung der Blutgruppe A auf einen Empfänger mit der Blutgruppe B würde zu einer lebensgefährlichen Agglutination führen.	I	M
4	Bei einer Kreuzprobe vor einer Bluttransfusion werden die Blutseren und Erythrozyten von Spender und Empfänger gemischt. Dabei darf es nicht zu einer Agglutination kommen.	E	K
5	Während der Schwangerschaft bildet eine Rhesus positive Frau Antikörper gegen ein Rhesus positives Kind.	B	A
6	Bei einer Rhesus negativen Frau treten während der ersten Schwangerschaft/ Geburt Rhesus positive Erythrozyten des Kindes in den mütterlichen Kreislauf über.	G	L
7	Die mütterlichen Rhesusantikörper einer Rhesus negativen Frau führen schon bei der ersten Schwangerschaft zu schweren Schädigungen des ungeborenes Rhesus positiven Kindes.	R	N
8	Um Schädigungen des ungeborenen Rhesus positiven Kindes einer Rhesus negativen Frau zu verhindern, wird eine Anti-D-Prophylaxe während der Schwangerschaft durchgeführt.	N	W

Lösungswort:

5	8	1	3	6	2	7	4

Erläutern Sie das Lösungswort.

____

____

____

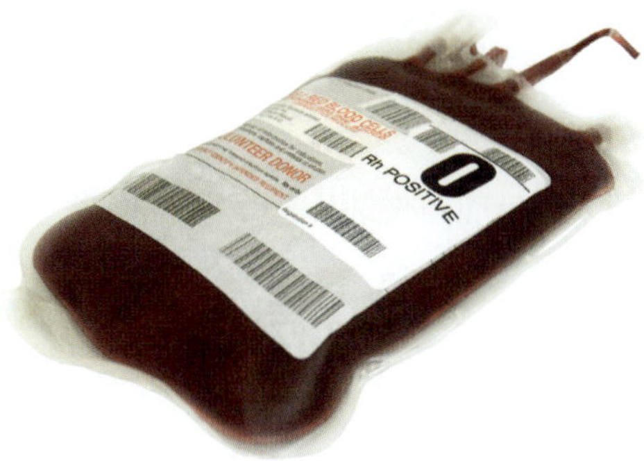

2. Geben Sie an, wofür die Abkürzung HLA steht und welche Bedeutung sie hat.

____

____

____

____

____

____

____

AB 16 Erkrankungen des Blutes

1. Erläutern Sie die Kennzeichen einer Anämie und welche Symptome auftreten können.

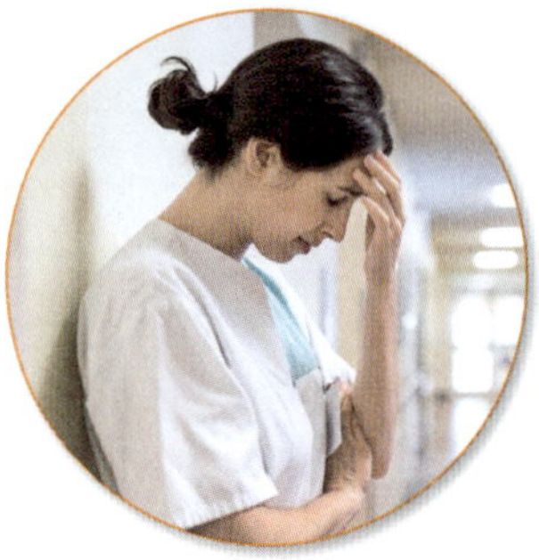

____

____

____

____

____

2. Kreuzen Sie an, welche Ursache/Ursachen zu welcher der drei Arten von Anämie führen kann.

	Anämie	Eisen-mangel	Vitamin-B_{12}-Mangel	Thalass-ämie
1	chronischer Blutverlust, z. B. durch starke Regelblutung			
2	einseitige (vegetarische/vegane) Ernährung			
3	Schwangerschaft			
4	Fehlen des Intrinsic Faktors			
5	erbliche Störung der Hämoglobinbildung			

3. In der Wörterschlange versteckt sich die Bezeichnung für eine Vermehrung der Erythrozyten, z. B. durch Sauerstoffmangel oder bei Herz-Lungenerkrankungen. Kreisen Sie die Bezeichnung ein.

ANTIKÖRPERGASTRITISANÄMIEHYPERTONUSANTIKOAGULANZPOLYGLOBULIEHEPATITISFRAKTURIKTERUS

4. Erklären Sie den Begriff Leukämie. Zählen Sie mögliche Symptome auf.

____

____

____

____

____

5. Ordnen Sie die Termini den Erklärungen zu, indem Sie sie mit einer Linie verbinden.

Termini	Erklärungen
Thrombozytopenie	Vermehrung der Thrombozyten
Thrombozytose	erbliche Bluterkrankheit
Hämophilie	Verminderung der Thrombozyten

AB 17 Fachworttrainer Blut

1. Lösen Sie das Rätsel. Bei richtiger Lösung und Reihenfolge der Lösungsbuchstaben ergibt sich ein Lösungswort. (ä = ae)

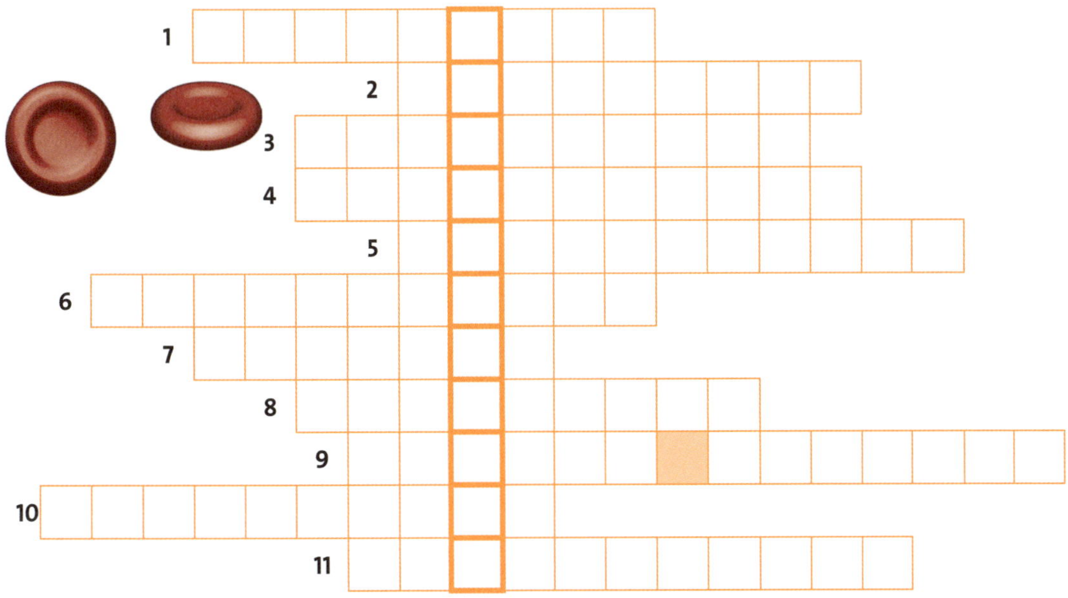

1 Erythrozyten, die wenig Hämoglobin enthalten sind ...
2 Bei einer ... lösen sich die Erythrozyten auf, das Hämoglobin geht in das Blutplasma über.
3 Erythrozyten, die viel Hämoglobin enthalten sind ...
4 Die ... ist ein vererbter Mangel eines bestimmten Gerinnungsfaktors.
5 Dieser Farbstoff heißt mit dem Fachbegriff ...
6 Eine ... tritt z. B. auf bei einer akuten oder chronischen Entzündung . Sie ist eine Erhöhung der Leukozytenanzahl.
7 Der Sammelbegriff für Lymphknotenvergrößerungen heißt ...
8 Der Fachbegriff für Blutkrebs heißt ...
9 ... ist ein bösartiges Lymphom, benannt nach einem Pathologen, der in London gelebt hat.
10 Bei einer ... ist die Anzahl der weißen Blutkörperchen im Blut zu niedrig.
11 Medikamente, die z. B. bei Leukämie eingesetzt werden, heißen ...

	1	2	3	4	5	6	7	8	9	10	11
Lösungswort:											

2. Beschreiben Sie, was der Hämatokritwert allgemein aussagt. Geben Sie außerdem an, wann er vermindert und wann er erhöht ist.

____

____

____

3. Was ist der Unterschied zwischen Blutserum und Blutplasma?

Blutserum: ____

Blutplasma: ____

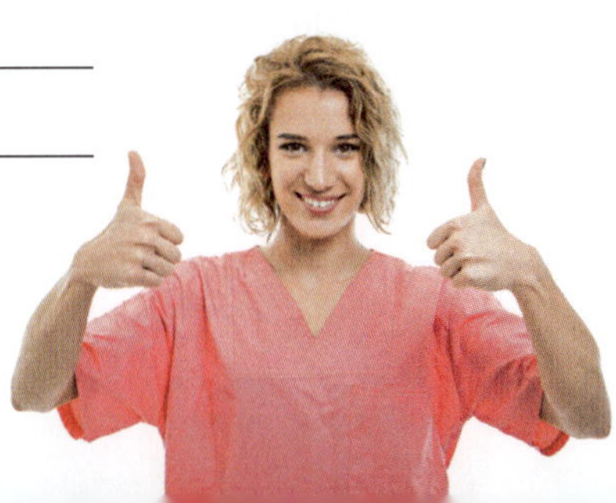

AB 18 Herzaufbau

1. Tragen Sie die Bezeichnungen in den Lückentext zum Weg des Blutes durch das Herz ein.

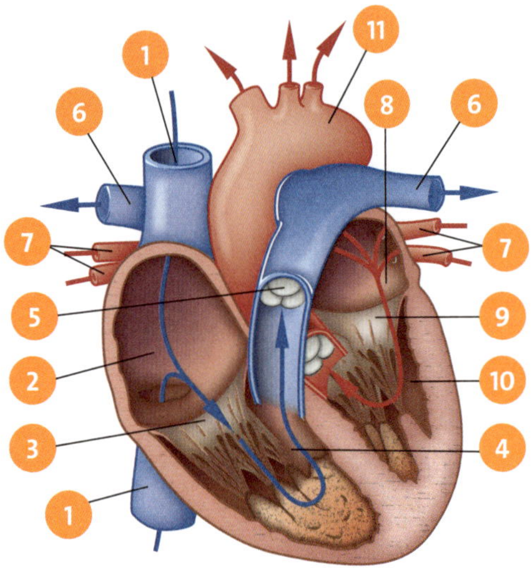

Die Herzscheidewand trennt das Herz in eine linke und eine rechte Hälfte. Beide Hälften bestehen jeweils aus einem Vorhof und einer Kammer. Das Blut aus dem Körper gelangt durch die (1) ______________________ in den (2) ____________. Durch die rechte Segelklappe, die (3) ____________, gelangt das Blut in die (4) ____________. Dann wird das Blut durch die rechte Taschenklappe, die (5) ____________, in die (6) ______________________ gepumpt. So gelangt es in die Lunge, wo es mit Sauerstoff angereichert wird. Durch die (7) ______________________ kommt das sauerstoffreiche Blut wieder zurück zum Herzen in den (8) ____________. Durch die linke Segelklappe, die (9) ____________ gelangt das Blut in die (10) ____________ und wird durch die Aortenklappe in die (11) ________ gepumpt.

2. Notieren Sie die Bezeichnung für die Gefäße, die das Herz selbst mit Sauerstoff versorgen.

____

3. Kreuzen Sie an, ob die Aussagen zu den Herzklappen richtig oder falsch sind. Korrigieren Sie die falschen Aussagen.

		richtig	falsch	
1	Die Segelklappen befinden sich zwischen den Kammern und den Gefäßen.			
2	In der linken Herzhälfte befinden sich die Mitralklappe und die Aortenklappe.			
3	Die Herzklappen verhindern ein Zurückfließen des Blutes.			
4	Die Tricuspidalklappe ist eine Taschenklappe.			
5	Die Pulmonalklappe befindet sich zwischen der Lungenvene und der rechten Kammer.			

AB 19 Aufbau der Herzwand, Herzfunktion

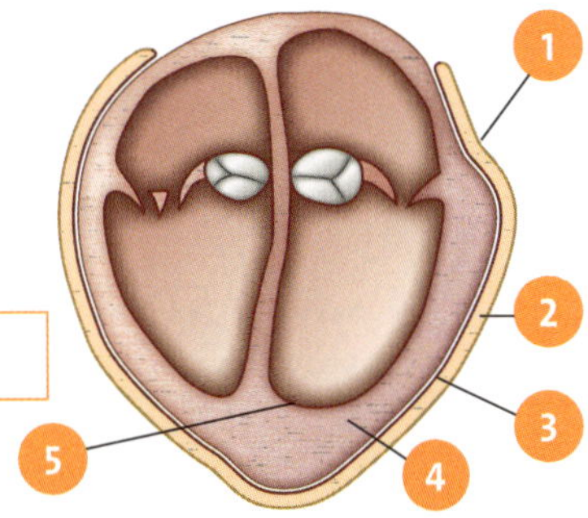

1. Bringen Sie die Schichten der Herzwand von außen nach innen in die richtige Reihenfolge.

Epikard		Perikard		Myokard	
Flüssigkeitsfilm		Endokard			

2. Tragen Sie in die Tabelle ein, was in den verschiedenen Bereichen des Herzens bei der Diastole und bei der Systole passiert.

	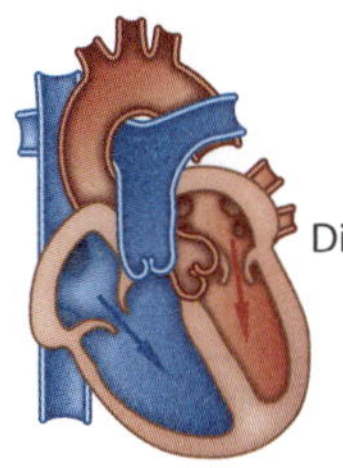 Diastole	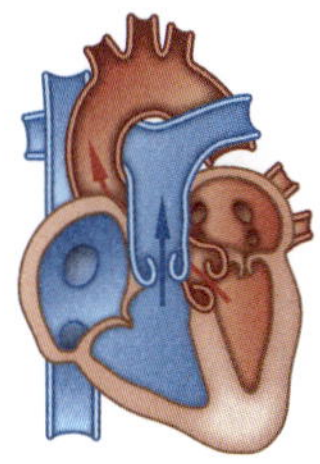 Systole
Kammern		
Vorhöfe		
Segelklappen		
Taschenklappen		

3. a. Beschriften Sie die Abbildung des Reizleitungssystems.

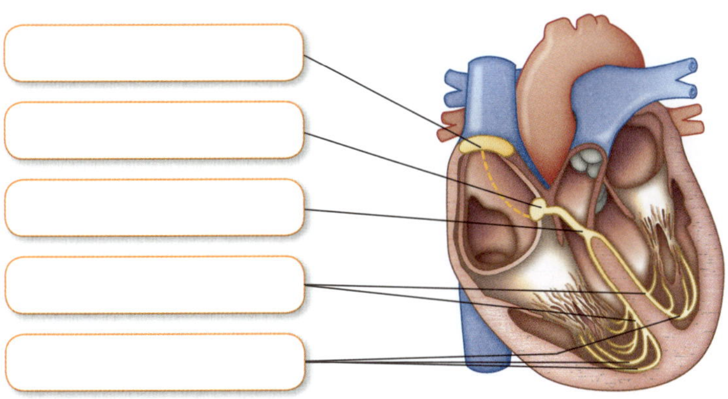

b. Beschreiben Sie die Aufgabe des autonomen Reizleitungssystems.

____

c. Welcher Teil des Reizleitungssystems wird als „Schrittmacher“ bezeichnet?

____

d. Nennen Sie die diagnostische Maßnahme, die die Erregungsausbreitung durch das Reizleitungssystem aufzeichnet.

____

AB 20 Fachworttrainer Anatomie und Physiologie des Herzens

1. Finden Sie in dem Wortsuchrätsel 13 Fachwörter zur Anatomie und Physiologie des Herzens. Tragen Sie die Fachwörter anschließend in die Tabelle ein und übersetzen Sie diese ins Deutsche.

O	P	S	W	G	W	B	A	U	R	I	E	N	D	O	K	A	R	D	K
Q	M	G	E	B	O	P	S	F	Y	D	L	W	N	I	O	M	M	U	X
U	R	I	S	W	Q	M	G	Q	R	B	P	C	I	B	R	R	K	S	W
I	Z	L	B	A	U	R	A	S	I	N	U	S	K	N	O	T	E	N	U
Y	A	L	M	C	I	Z	L	R	N	I	H	Z	S	E	N	N	O	V	L
A	T	R	I	U	M	A	L	W	E	K	M	Y	O	K	A	R	D	K	M
O	M	S	T	Z	S	E	C	N	P	H	U	P	E	W	R	G	A	L	E
R	E	T	R	I	K	U	S	P	I	D	A	L	K	L	A	P	P	E	B
T	U	S	A	P	E	W	R	G	K	A	O	I	Z	L	R	B	W	M	X
A	M	B	L	U	R	I	Y	N	A	U	N	O	U	N	T	A	P	W	G
K	O	A	K	I	Z	L	R	B	R	Z	I	V	S	T	E	R	N	U	M
I	L	P	L	Y	A	L	W	T	D	B	P	C	M	A	R	G	Q	R	A
N	P	W	A	S	E	C	N	Y	H	V	E	N	T	R	I	K	E	L	Q
O	D	M	P	E	R	I	K	A	R	D	H	Z	S	W	E	U	M	A	V
N	K	O	P	E	W	R	G	B	A	B	E	I	O	U	Q	W	M	K	L
Q	R	S	E	P	T	U	M	S	Y	L	U	W	K	Y	N	I	H	Z	S

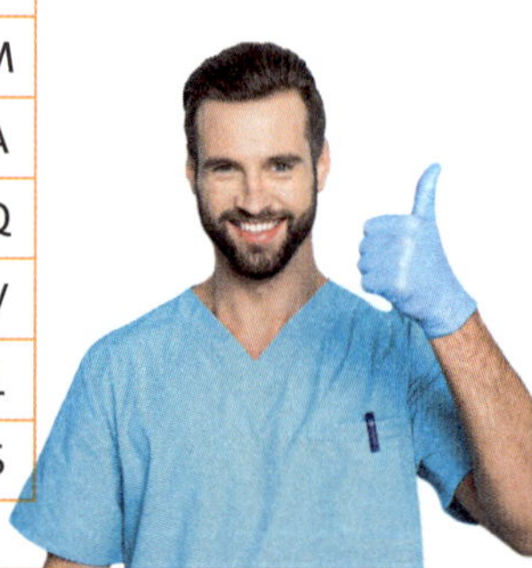

Fachwort	deutsche Übersetzung

AB 21 Erkrankungen des Herzens I

1. Ordnen Sie die Aussagen einer Rechtsherzinsuffizienz und/oder einer Linksherzinsuffizienz zu (Mehrfachnennungen sind möglich).

		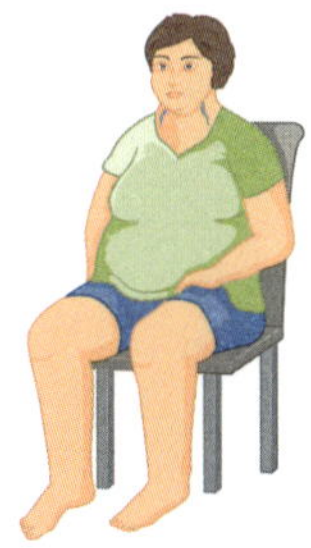 Rechtsherz-insuffizienz	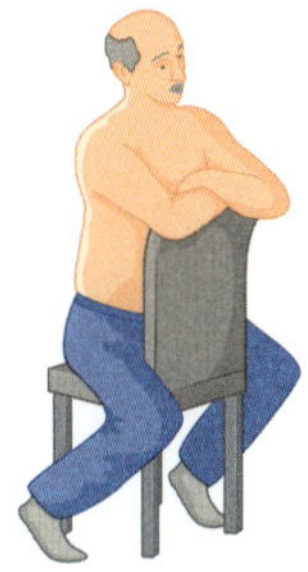 Linksherz-insuffizienz
1	Blut staut sich in die untere und obere Hohlvene zurück		
2	Folge des Rückstaus: Herzvergrößerung		
3	Das Blut staut sich in den Lungenvenen.		
4	Symptome: Beinödeme, Aszites, gestaute Halsvenen		
5	mögliche Ursachen: Myokarditis, Kardiomyopathie		
6	Symptome: Zyanose, Dyspnoe, Lungenödem, Leistungsminderung		
7	mögliche Ursachen: jahrelange Hypertonie, koronare Herzkrankheit		

2. Verbinden Sie die folgenden Aussagen durch Linien mit den Herzfehlern, zu denen sie passen.

Können als Folge von Entwicklungsstörungen des ungeborenen Kindes auftreten.	**Herzklappeninsuffizienz**
Die Klappen schließen nicht mehr richtig, das Blut fließt zurück.	**Herzklappenstenose**
Die Klappen öffnen sich nicht mehr ausreichend.	**Septumdefekte**

3. Beschreiben Sie, wie es beispielsweise zu einer koronaren Herzkrankheit (KHK) kommen kann.

4. Beantworten Sie folgende Fragen:

a. Welche Symptome können bei einer Angina pectoris auftreten?

b. In welchem Zusammenhang treten die Brustschmerzen üblicherweise auf?

c. Bei wem fehlt der Brustschmerz manchmal und welche Symptome treten stattdessen auf?

AB 22 Erkrankungen des Herzens II

1. Sind die Herzkranzgefäße sehr stark verengt, kann es zu einem Herzinfarkt, genauer zu einem Myokardinfarkt, kommen. Füllen Sie die Tabelle zum Myokardinfarkt aus.

	Symptome	
1	Lagerung in der akuten Situation	
2	ärztliche Sofortmaßnahmen	
3	diagnostische Maßnahme	
4	Laboruntersuchungen	
5	Komplikation	

2. Nennen und erklären Sie die drei Formen der Herzrhythmusstörungen.

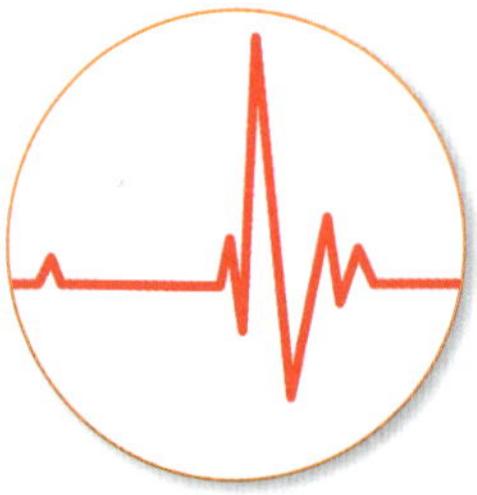

____

____

____

____

____

____

3. Wann bekommt ein Patient einen Herzschrittmacher eingesetzt?

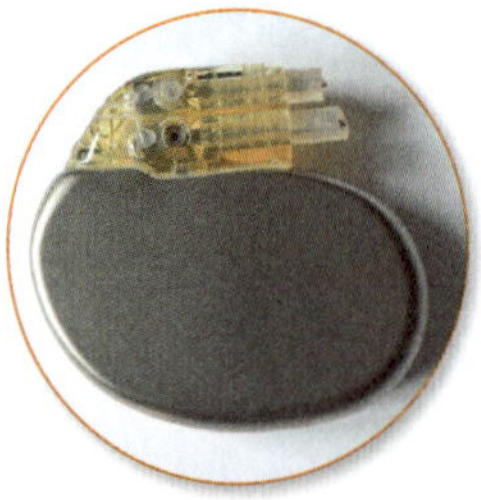

____

____

4. Wie heißen die Entzündungen der Herzschichten? Verbinden Sie durch Linine.

Herzmuskelschicht	Endokarditis
Herzinnenhaut	Myokarditis
Herzbeutel	Perikarditis

AB 23 Elektrokardiogramm (EKG)

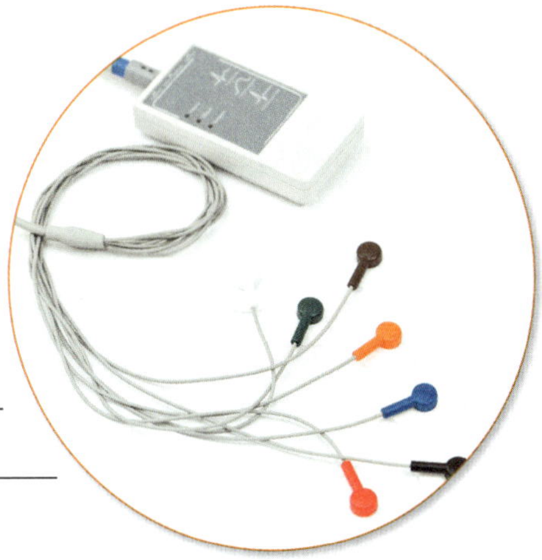

1. a. Erläutern Sie, was bei einem EKG dargestellt wird.

____

____

____

____

____

b. Welche Rückschlüsse kann der Arzt aus einem EKG ziehen?

____

____

2. Beschriften Sie die Abbildung einer idealtypischen EKG-Kurve mit den vorgegebenen Begriffen.

| Kammern | Kammern | PQ-Strecke | P-Welle | QRS-Komplex |
| rückbildung | ST-Strecke | T-Welle | Vorhöfe | Vorhöfe |

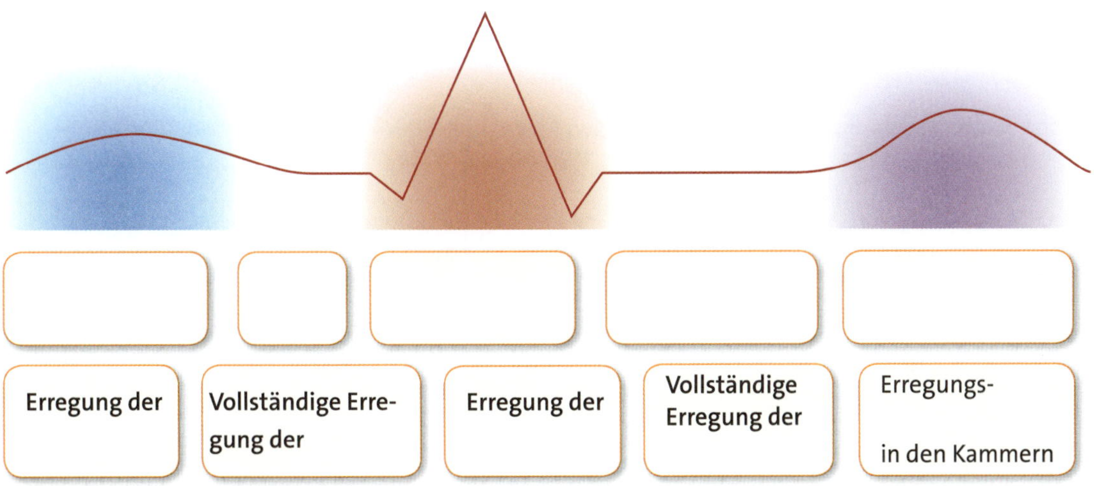

3. Beschriften Sie die Abbildung zum Anlegen der Elektroden für die Brustwandableitungen beim Ruhe-EKG.

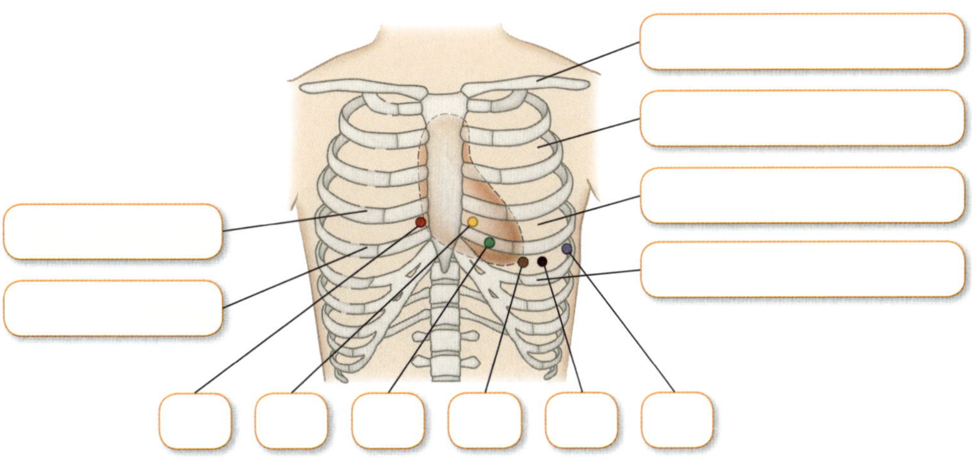

AB 24 Durchführung des Elektrokardiogramms (EKG)

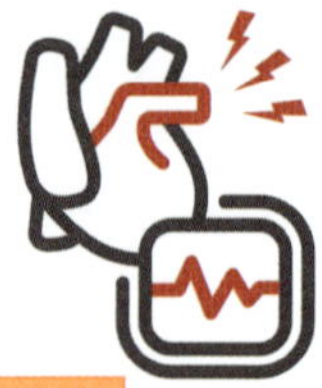

1. Bringen Sie die genannten Arbeitsschritte zum Erstellen eines EKGs in die richtige Reihenfolge. Nummerieren Sie die Schritte von 1 bis 8.

Arbeitsschritt	
Die MFA reicht ggf. dem Patienten Papier, um das Elektrodengel abzuwischen, und fordert ihn auf, sich wieder anzuziehen.	
Die MFA fordert den Patienten auf, sich nicht zu bewegen, nicht zu sprechen und normal weiter zu atmen.	
Die MFA gibt die Daten des Patienten in das EKG ein. Sie fordert den Patienten auf, Oberkörper und Fußgelenke frei zu machen und sich auf die EKG-Liege zu legen.	
Die MFA wechselt das Liegenpapier und desinfiziert die Liege und die Elektroden.	
Die MFA legt die Extremitäten- und Brustwandableitungen in der richtigen Art und Weise an. Sie fragt den Patienten, ob er bequem liegt, ob er friert und schafft ggf. Abhilfe (verstellt die Liege, bedeckt den Oberkörper/die Füße mit einer Decke).	
Die MFA kontrolliert das geschriebene EKG auf Fehler (z. B. Muskelzittern, Wechselstromfehler) und beschriftet das EKG, falls dies nicht automatisch erfolgt.	
Die MFA kontrolliert die Einstellungen (z. B. Einstellung der Eichzacke, richtige Laufgeschwindigkeit) des EKG-Gerätes und startet dann die Aufzeichnung.	
Die MFA zeigt das EKG zur Kontrolle dem Arzt.	

2. Geben Sie an, was die Buchstaben a und V bei den Abkürzungen aVR, aVL und aVF bedeuten.

a: ______________________________

V: ______________________________

3. Ordnen Sie den Abbildungen mit fehlerhaften EKG-Aufzeichnungen die jeweilige Ursache zu, indem Sie sie mit Linien verbinden.

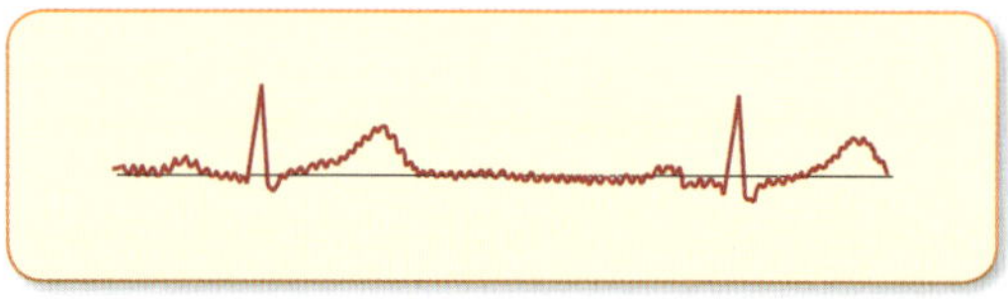

Der Patient hat sich bewegt oder die Elektroden sind nicht fest genug angebracht.

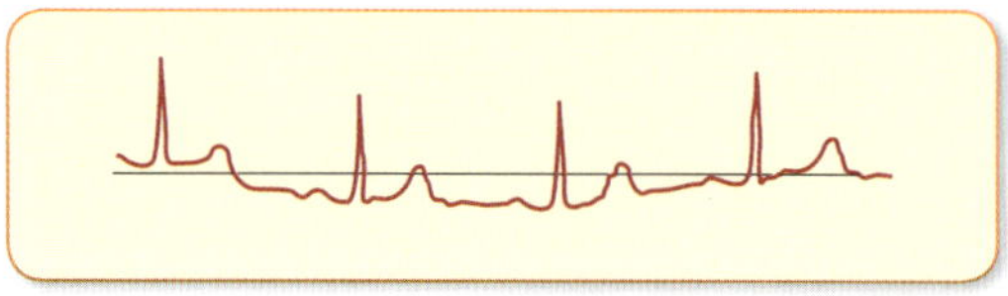

Der Wechselstromfilter des EKG ist defekt, ggf. stört ein Elektrotherapiegerät.

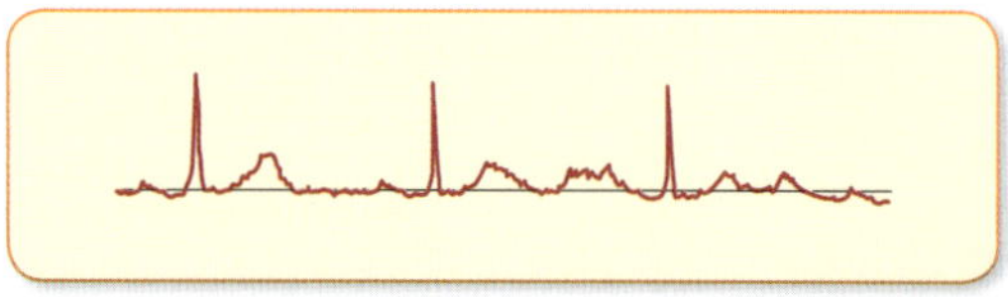

Der Patient ist aufgeregt, er friert vielleicht. Der Patient hat einen Tremor.

AB 25 Ergometrie, Fachworttrainer Herzerkrankungen und EKG

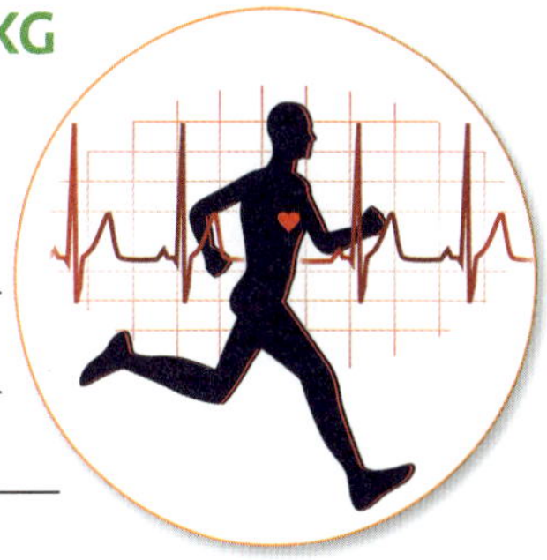

1. Beschreiben Sie den Vorteil eines Langzeit-EKGs.

____

____

____

2. Füllen Sie im Text zum Belastungs-EKG die Lücken mit den vorgegebenen Wörtern.

| Belastungs-EKG | Defibrillator | erreichbar | Fahrradergometer | Kammerflattern |
| Kammerflimmern | Puls, Blutdruck und EKG | Sauerstoff | schrittweise | Treppensteigen |

Um die Herzaktionen bei Anstrengungen, z. B. beim ______________ zu erfassen, wird ein ______________ durchgeführt. Dabei werden die Elektroden wie bei einem Ruhe-EKG angelegt, der Patient sitzt jedoch auf einem ______________. Dann wird die Belastung ______________ gesteigert. Während der Belastung werden ______________ kontinuierlich aufgezeichnet. Bei einem Belastungs-EKG kann es zu lebensgefährlichem ______________ oder ______________ kommen. Deshalb muss der Arzt immer ______________ sein und Notfallkoffer, ______________ und ______________ müssen bereitstehen.

3. Tragen Sie die Lösungswörter in die Kästchen ein. Bei richtiger Lösung ergibt sich aus den dick umrandeten Feldern von oben nach unten gelesen – ein Lösungswort.

1	Die Aufgabe der Extremitäten-ableitung am rechten Fuß.	
2	Die Herzklappe arbeitet nicht richtig, sie ist verengt.	
3	Das englische Wort für verstärkt.	
4	Umgangssprachlich sagt man Herzinfarkt.	
5	Der Herzschlag ist unregel-mäßig.	
6	Der Ruhepuls liegt bei über 100 Schlägen pro Minute.	
7	Ein anderes Wort für ein Belastungs-EKG.	
8	Der Ruhepuls liegt bei unter 60 Schlägen pro Minute.	
9	Fachwort für eine fehlerhafte Herzscheidewand.	

Lösungswort:

1	2	3	4	5	6	7	8	9

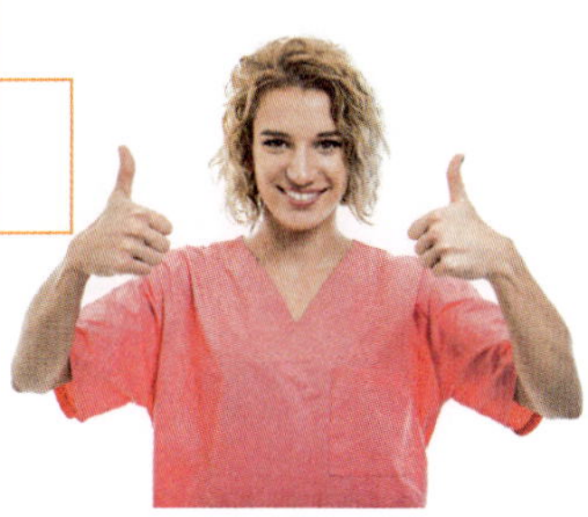

AB 26 Arterien, Venen, Kapillaren

1. Ordnen Sie die Aussagen zu den in den drei Spalten abgebildeten Blutgefäßen zu.
Manchmal müssen Sie zwei Kreuze setzen.

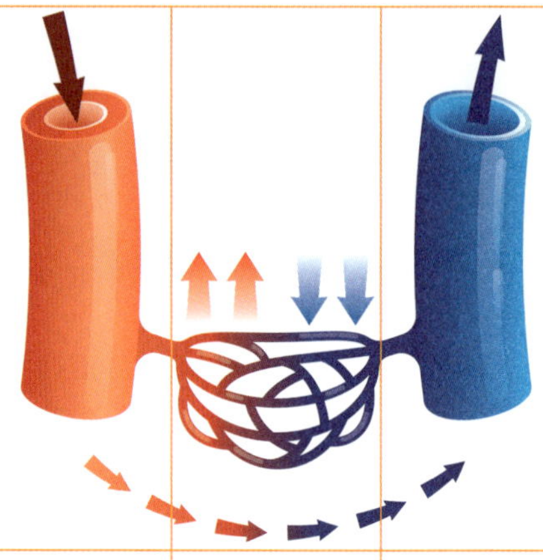

1	Es ist eine Arterie abgebildet.			
2	Diese Gefäße nennt man auch Blutader.			
3	Das Blut fließt in ihnen vom Herzen weg.			
4	Es sind Kapillaren abgebildet.			
5	Es ist eine Vene abgebildet.			
6	Ihre mittlere Schicht ist eine Muskelschicht.			
7	In ihnen findet der Austausch der Atemgase statt.			
8	Ihr Wandaufbau ist insgesamt dicker.			
9	Bei Verletzungen spritzt das Blut aus ihnen.			
10	Ihre Gefäßwand ist sehr dünn (einzellig).			
11	Das Blut fließt in ihnen zum Herzen hin.			
12	In ihnen findet der Austausch von Nähr- und Abfallstoffen statt.			
13	Der Druck in ihnen ist niedriger.			
14	Man nennt sie auch Schlagader.			
15	Ihre äußere Schicht besteht aus Bindegewebe mit elastischen Fasern.			

2. Entscheiden Sie, ob die folgenden Gefäße sauerstoffreiches oder sauerstoffarmes Blut führen. Kreuzen Sie an.

		sauerstoffreiches Blut	sauerstoffarmes Blut
1	Aorta		
2	Hohlvene		
3	Lungenarterie		
4	Lungenvene		
5	Pfortader		
6	Arteria carotis		

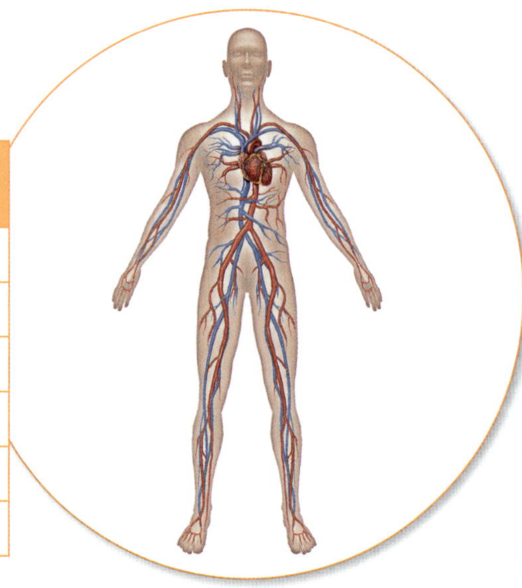

AB 27 Blutkreislauf

1. a. Beschriften Sie das Schema des Blutkreislaufs.

b. Malen Sie die sauerstoffreichen Gefäße und Herzhälfte rot aus, die sauerstoffarmen Gefäße und Herzhälfte blau.

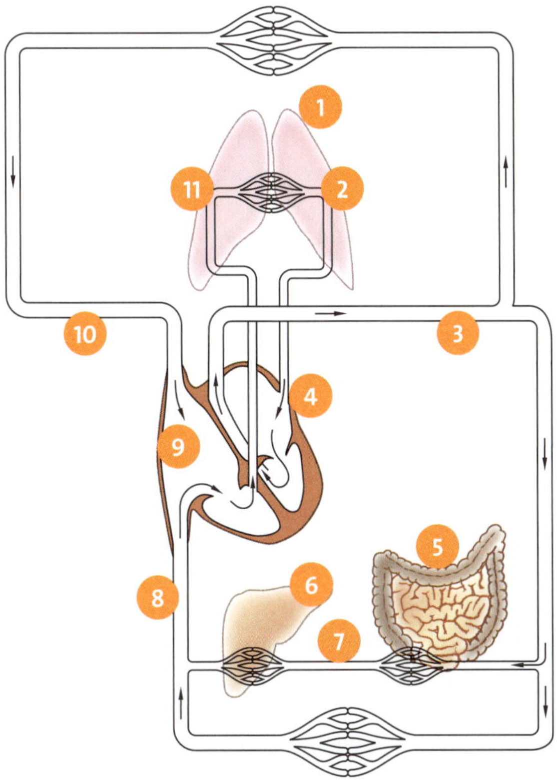

1	
2	
3	
4	
5	
6	
7	
8	
9	
10	
11	

2. Schneiden Sie auf Seite 117 die Karten mit den Bezeichnungen der Gefäße aus und bringen Sie sie in die richtige Reihenfolge, so dass der menschliche Blutkreislauf korrekt dargestellt wird. Beginnen Sie oben mit der Aorta. Kleben Sie die Karten auf.

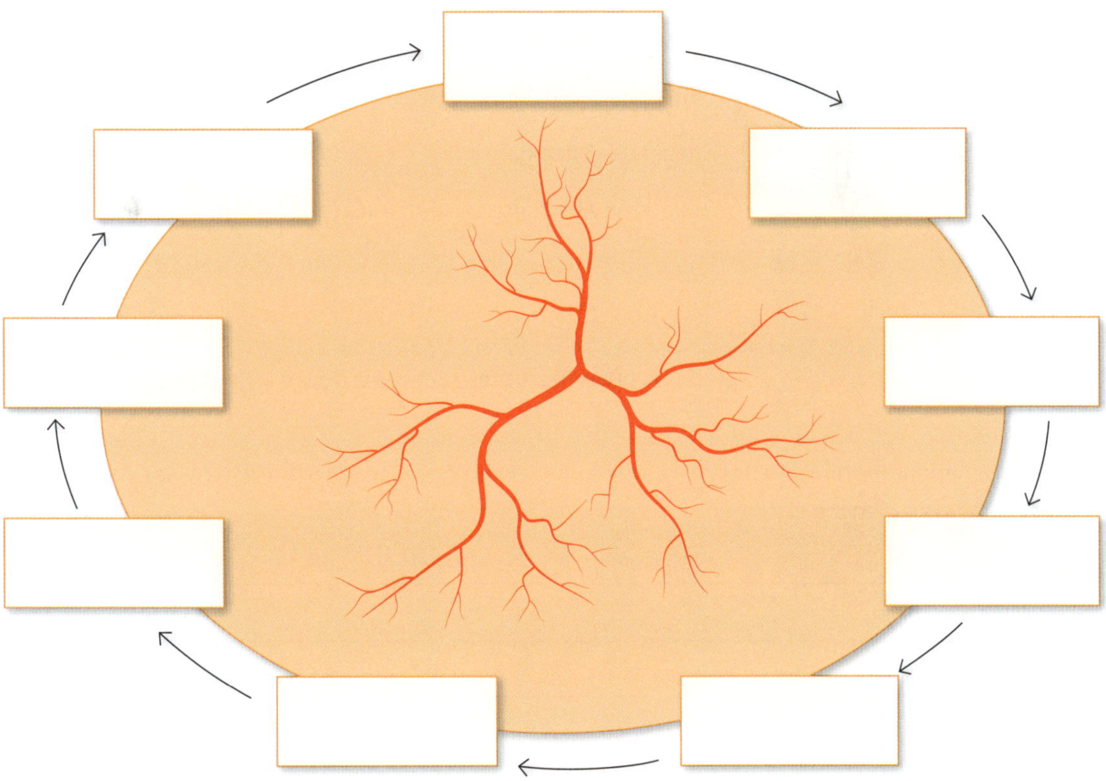

AB 28 Muskelpumpe und Venenklappen

1. Zählen Sie die Mechanismen auf, die in den Venen dafür sorgen, dass das Blut zurück zum Herzen fließt.

____

____

____

2. Fügen Sie in die Lückentexte jeweils die richtige Nummer ein und vervollständigen Sie den Text.

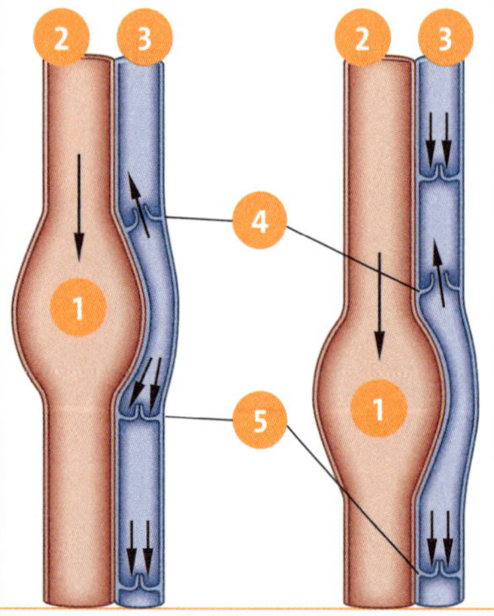

Die Pulswelle (Nr. ___) in den Arterien (Nr. ___) bewirkt, dass die Venen (Nr. ___) zusammengedrückt werden und sich die nächsthöher gelegene Venenklappe (Nr. ___) öffnet. So bewirken die ____________ und die ______________ zusammen den Fluss des Blutes zum Herzen hin.

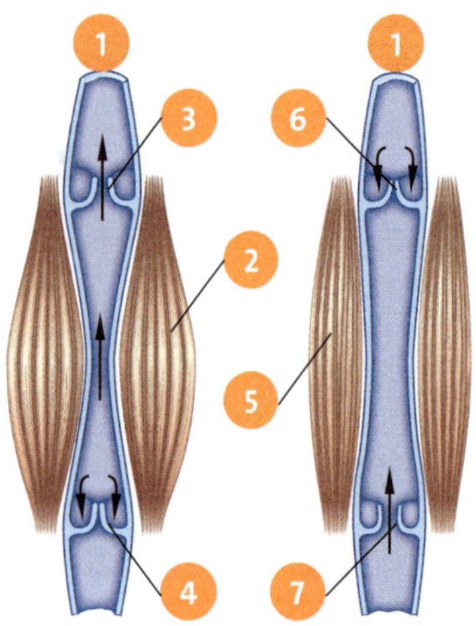

Bei Bewegung (Laufen, Treppensteigen) kontrahiert die Muskulatur (Nr. ___) und die nebenliegende Vene (Nr. ___) wird zusammengedrückt. Die höherliegende Venenklappe (Nr. ___) öffnet sich, sodass das Blut nach oben in den nächsten Gefäßabschnitt gedrückt wird. Die untenliegende Venenklappe (Nr. ___) wird durch den Druck des Blutes verschlossen. Entspannt sich der Muskel (Nr. ___), öffnet sich die untenliegende Venenklappe (Nr. ___) und das Blut fließt in den nächsten Abschnitt. Die höherliegende Venenklappe (Nr. ___) wird durch das enthaltene Blut geschlossen. Dieses Zusammenspiel von ______________ und ________________ sichert das Fließen des Blutes zum Herzen zurück bei Bewegung.

3. Wenn die Venenpumpe nicht mehr richtig funktioniert, kann dies zu einer Schwächung der Venen führen. Diese kann man meist deutlich erkennen. Erklären Sie die Begriffe.

Besenreiser: ____

____

Krampfadern: ____

____

AB 29 Arteriosklerose, metabolisches Syndrom, pAVK

1. Beschreiben Sie, wie es zu einer Arteriosklerose kommt und welche Auswirkungen sie hat.

____

____

____

____

____

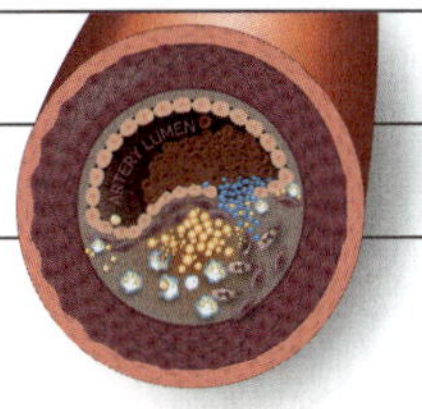

2. Kreuzen Sie den passenden Fachbegriff zur Erklärung an.

	Stenose	Infarkt
Verengung einer Arterie		
kompletter Verschluss einer Arterie		

3. Tragen Sie die vier Risikofaktoren für eine Arteriosklerose ein, die als metabolisches Syndrom bezeichnet werden.

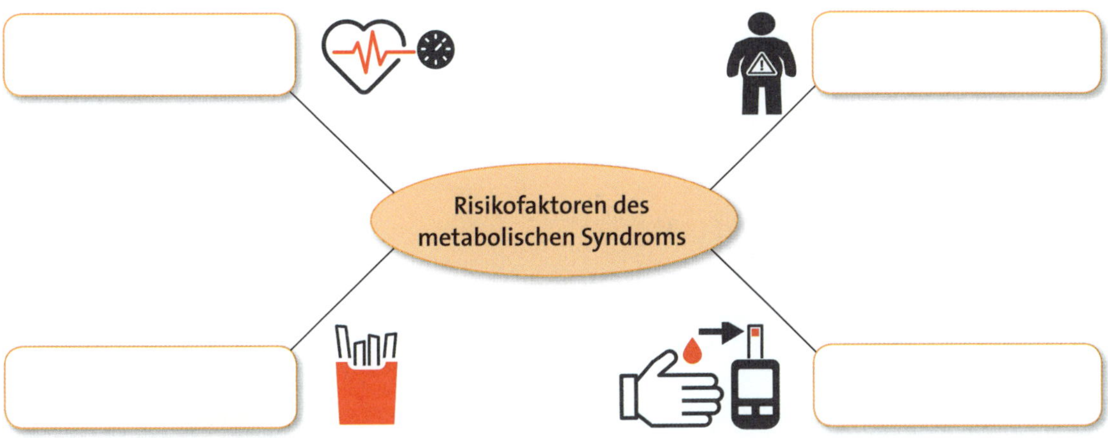

4. Schreiben Sie auf, was die Abkürzung pAVK bedeutet.

____

5. Wie kommt es zu folgenden Erscheinungen? Erklären Sie die beiden Begriffe

Schaufensterkrankheit: ____

____

____

____

Raucherbein: ____

____

____

____

AB 30 Fachworttrainer Kreislauf

1. Beantworten Sie die Fragen und tragen Sie die Buchstaben der dick umrandeten Felder in der richtigen Reihenfolge für das Lösungswort ein. Wie heißt das Lösungswort? Erklären Sie kurz, was es bedeutet.

1. Dieses Blutgefäß transportiert körpereigene Stoffe (z. B. Bilirubin) und körperfremde Stoffe (z. B. Arzneimittelwirkstoffe) vom Magen-Darm-Trakt zur Leber.
2. Dieses Blutgefäß enthält sauerstoffarmes Blut und transportiert es vom Herzen zur Lunge.
3. Fachwort für die Verengung z. B. der Herzklappe oder eines Gefäßes.
4. Ein Risikofaktor für das metabolische Syndrom, Fachwort für Übergewicht.
5. Ein Blutfett, das man in zwei Gruppen teilt.
6. Durch diese Blutgefäße findet der Austausch der Atemgase statt.
7. Arterie im Bereich des Halses, sie führt sauerstoffreiches Blut.
8. Ein Mechanismus, der zusammen mit den Venenklappen dafür sorgt, dass das Blut z. B. aus den Beinen wieder zurück zum Herz fließt.
9. Diese Blutgefäße nennt man auch Blutadern.
10. Dieses Blutgefäß führt sauerstoffreiches Blut von der Lunge zum Herz.
11. Diese Blutgefäße transportieren das Blut zum Herz. Sie münden in den rechten Vorhof.
12. Diese Blutgefäße nennt man auch Schlagadern.
13. Hauptschlagader des Körpers
14. Sie ist spürbar, z. B. an der Arteria radialis.
15. Sie öffnen und schließen sich, um einen Rückfluss des Blutes in den Gefäßen zu verhindern.

1.													
2.													
3.													
4.													
5.													
6.													
7.													
8.													
9.													
10.													
11.													
12.													
13.													
14.													
15.													

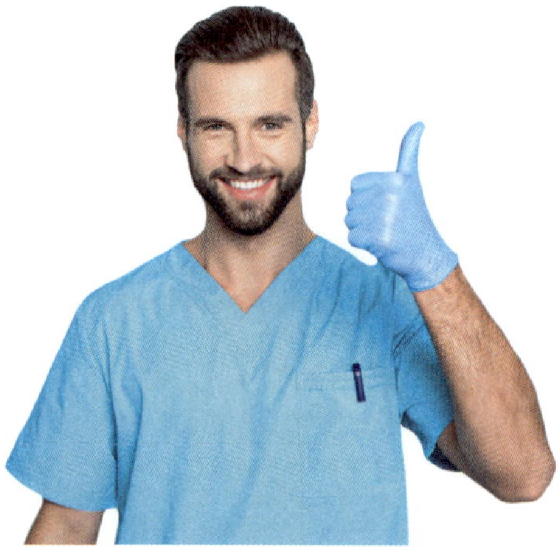

Lösungswort:

13	1	4	9	12	6	11	7	8	14	15	2	5	3	10

Bedeutung: ______________________________

____

AB 31 Lymphatisches System

1. Zählen Sie die Bestandteile des lymphatischen Systems auf.

2. Nennen Sie die Aufgaben des lymphatischen Systems.

3. Wie heißt die Leukozytenart, die im Lymphsystem besonders häufig anzutreffen ist? Begründen Sie deren vermehrtes Vorkommen.

4. Beschriften Sie die Abbildung des lymphatischen Systems.

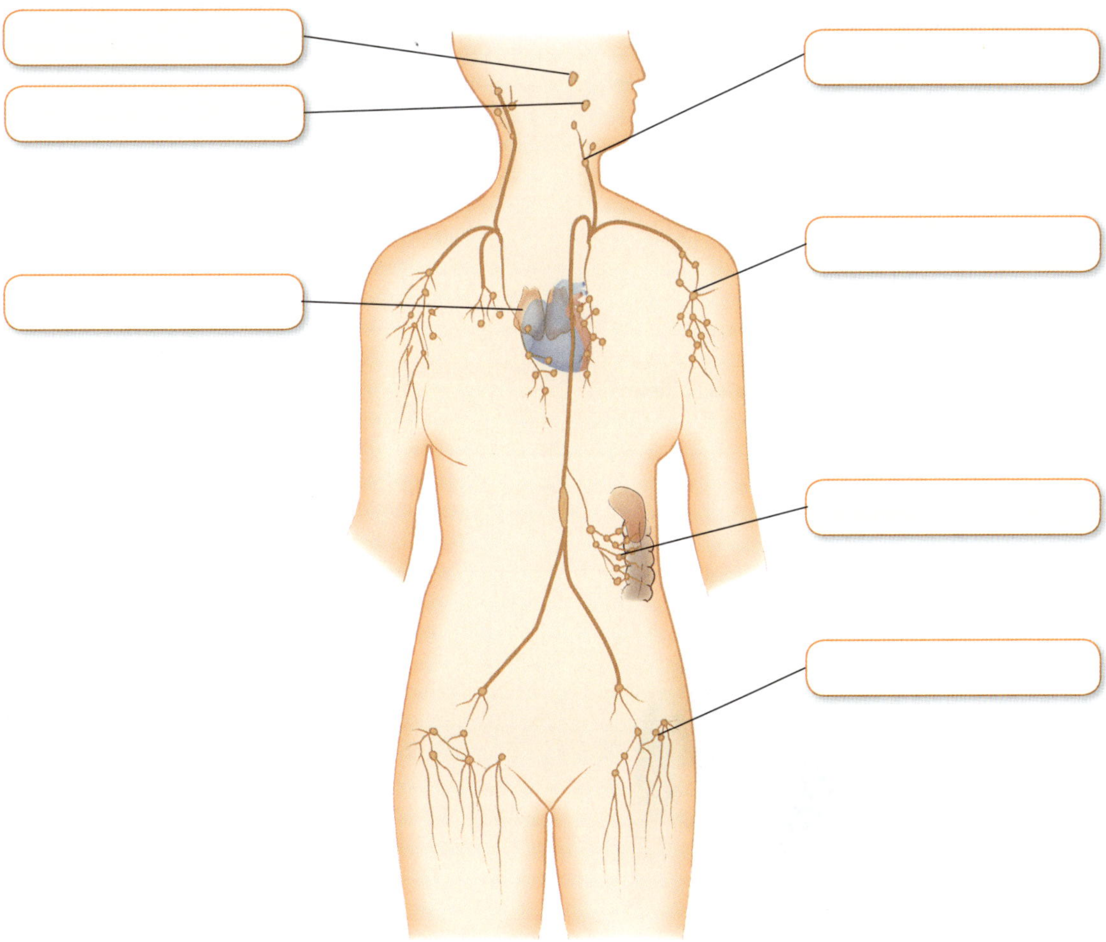

AB 32 Lymphe

1. Erklären Sie die Entstehung der Lymphe mithilfe der Abbildung, indem Sie die richtigen Nummern einsetzen.

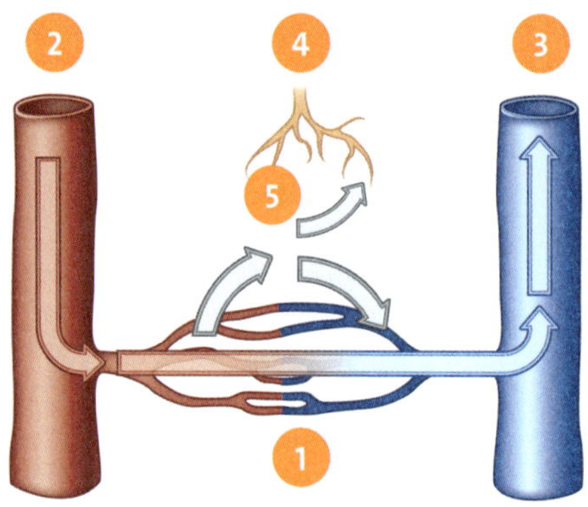

Blut aus den Arterien (Nr. ___) fließt in die Kapillaren (Nr. ___). Dort presst der Blutdruck Blutplasma durch die Kapillarwände in das umliegende Gewebe. Ca. 90 % des Blutes fließen wieder zurück in die Kapillaren und dann weiter in die Venen (Nr. ___). Ca. 10 % des Blutes verbleiben also als Lymphe (Nr. ___) zwischen den Zellen und gelangen so in die Lymphgefäße (Nr. ___).

2. Entscheiden Sie, ob die folgenden Aussagen richtig oder falsch sind. Berichtigen Sie die falschen Aussagen.

		richtig	falsch	
1	Pro Tag entstehen ca. 4 Liter Lymphe.			
2	Lymphe hat die gleiche Zusammensetzung wie Blut. Sie enthält jedoch etwas mehr Eiweiß.			
3	Da sich Tumorzellen in den Lymphknoten sammeln, werden manchmal, z. B. bei einer Karzinomentfernung, auch die benachbarten Lymphknoten mit entfernt.			
4	Die Lymphe sammelt sich in den Lymphgefäßen, die letztendlich in den arteriellen Körperkreislauf münden.			
5	Die Lymphknoten bestehen aus Schleimhaut und dienen als Filter.			
6	In den Lymphknoten werden Krankheitserreger und auch Tumorzellen gesammelt.			

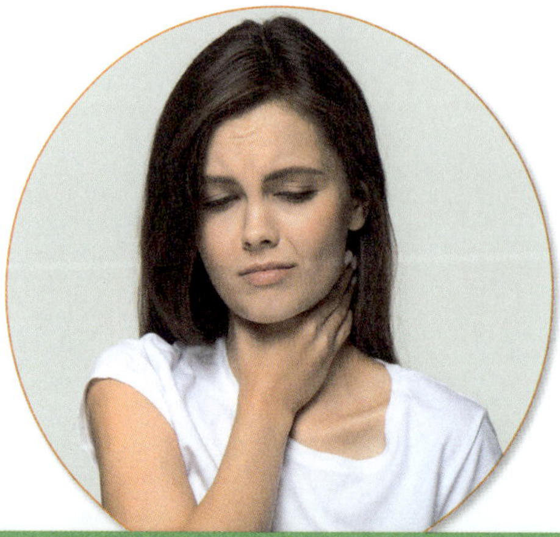

AB 33 Schutzbarrieren, Abwehr

1. Beschriften Sie die Abbildung, indem Sie die äußeren Schutzbarrieren des Körpers eintragen.

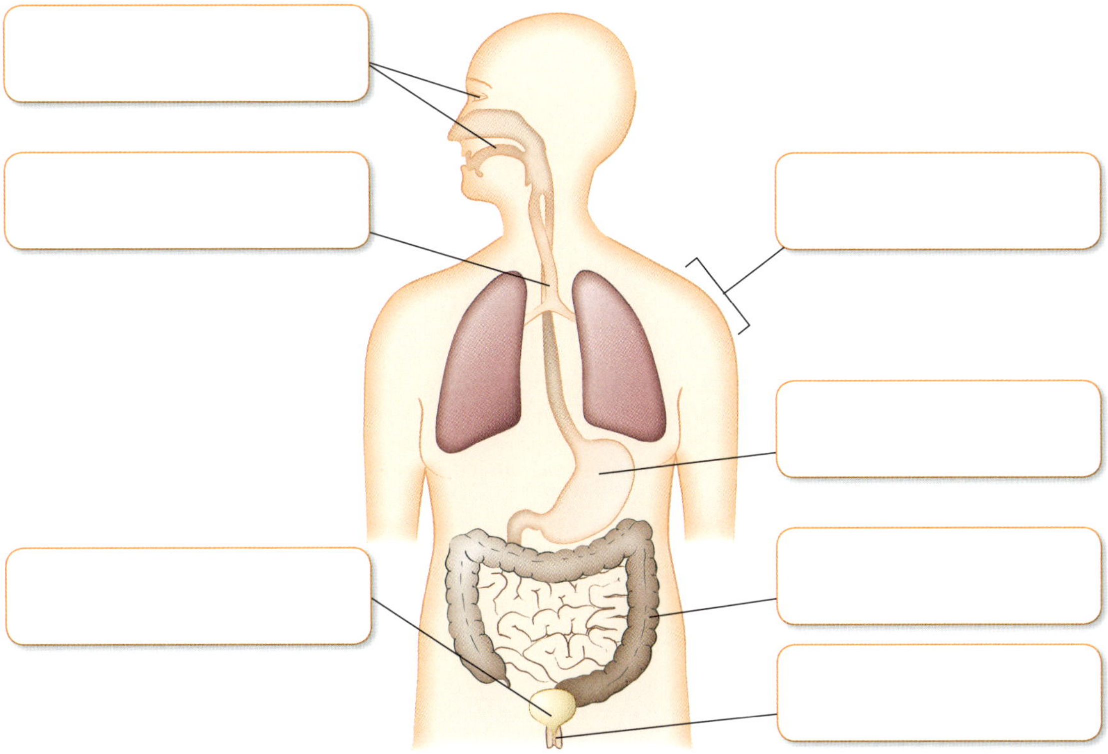

2. Das Immunsystem dient der Abwehr von Mikroorganismen. Dabei unterscheidet man zwischen spezifischer und unspezifischer sowie zellulärer und humoraler Abwehr. Ergänzen Sie das Schema mit den folgenden Begriffen:

| Bakterien | Fresszellen | Gedächtniszellen | Killerzellen | Krankheitserreger | Lysozym |
| Plasmazellen | T-Helferzellen | T-Gedächtniszellen | T-Zellen |

	unspezifisch	spezifisch
humorale Abwehr	Tränenflüssigkeit und Speichel enthalten ___________ zum Abtöten von Bakterien. Die Zellwände von ___________ werden vom Komplementsystem aufgelöst. So werden ___________ angelockt.	___________ (umgewandelte B-Lymphozyten) bilden gegen ganz bestimmte Erreger Antikörper. ___________ bleiben im Blut erhalten.
zelluläre Abwehr	___________ werden von Fresszellen aufgenommen und unschädlich gemacht. ___________ vernichten virushaltige Zellen und Tumorzellen.	___________ aktivieren die Plasmazellen. Zytotoxische ___________ vernichten virushaltige Zellen, Tumorzellen und auch Organtransplantate. ___________ speichern Antigenkontakte.

AB 34 Abwehr, Allergietest

1. Kreuzen Sie die richtigen Aussagen zum Ablauf von Abwehrvorgängen an.

		richtig
1	Antikörper werden von Helferzellen gebildet, sie haben eine typische O-Form.	
2	Antigene sind Strukturen, z. B. im Zellkern eines Bakteriums, an die sich Antikörper binden können.	
3	Killerzellen können fremde Zellen ohne die Beteiligung von Antikörpern vernichten. Sie reagieren auch auf fremdes Gewebe nach Organtransplantationen.	
4	B-Lymphozyten tragen auf ihren Oberflächen Antikörper, die durch Antigene (z. B. Krankheitserreger) so gereizt werden, dass sie sich zu Plasmazellen umbilden und dann wiederum viele Antikörper freisetzen können.	
5	Es gibt äußere Schutzbarrieren, z. B. den Säureschutzmantel der Haut. Sie verhindern, dass Krankheitserreger in den Körper eindringen.	
6	Antikörper sind unspezifisch, d. h., sie können sich an jede Oberflächenstruktur eines Krankheitserregers anheften.	
7	Die Antigen-Antikörper-Komplexe aktivieren das Komplementsystem.	
8	T-Suppressorzellen können Bakterien oder Viren umschließen und unschädlich machen.	

2. a. Definieren Sie die Phagozytose.

____

____

b. Nennen Sie die Leukozytenarten, die sogenannte Fresszellen sind.

____

c. Wie können die anderen Abwehrzellen erkennen, dass Phagozyten einen Krankheitserreger (z. B. Bakterien) „gefressen" haben?

____

____

____

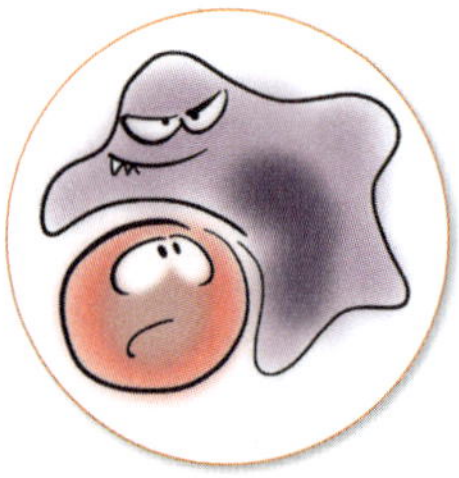

3. Bei der Diagnostik einer Allergie wird zwischen Pricktest und Epikutantest unterschieden. Entscheiden Sie, welche Aussage zu welchem Test korrekt ist.

		Pricktest	Epikutantest
1	Mögliches Allergen wird mit einem Pflaster auf die Haut gebracht.		
2	Lösungen mit möglichen Allergenen werden auf die Haut gebracht, diese wird vorsichtig eingeritzt (es soll nicht bluten).		
3	Rötungen und Quaddeln, die nach ca. 15 Minuten auftreten, sprechen für eine Allergie.		
4	Nach 2 bis drei Tagen wird die Hautreaktion auf Rötungen untersucht.		

AB 35 Immunsystem

1. In manchen Fällen reagiert das Immunsystem überempfindlich auf Stoffe, die eigentlich für den Organismus nicht gefährlich sind. Finden Sie in dem Wortsuchrätsel 15 Begriffe, die mit dem Immunsystem in Verbindung stehen. Mithilfe der gefundenen Wörter können Sie die Fragen von Aufgabe 2 beantworten.

K	O	K	W	C	B	M	S	E	C	A	H	G	T	Z	A	P	K	Q	H
Z	N	I	C	K	E	L	M	R	O	I	M	A	O	P	S	L	O	A	A
U	R	M	P	O	L	L	E	N	V	R	H	I	N	I	T	I	S	E	U
P	E	W	Ä	N	A	G	E	Z	Y	V	U	I	P	E	H	F	M	E	S
A	H	I	S	T	A	M	I	N	L	L	Z	O	Z	A	M	G	E	F	S
I	T	A	D	A	S	M	P	C	Q	E	T	U	A	H	A	P	T	V	T
O	S	U	B	K	U	T	A	N	B	L	P	G	N	U	B	E	I	T	A
B	O	P	S	T	I	E	R	H	A	A	R	E	B	L	R	D	K	Z	U
E	A	L	L	E	R	G	I	E	M	A	S	Z	K	S	O	E	A	U	B
A	U	R	I	K	O	L	M	A	L	L	E	R	G	E	N	E	H	O	M
C	I	Z	L	Z	K	A	Z	I	M	H	O	R	K	O	C	T	Q	L	I
G	Y	A	L	E	A	T	S	Z	R	E	G	E	P	D	H	H	K	S	L
S	C	H	I	M	M	E	L	P	I	L	Z	E	P	L	I	Q	L	B	B
U	R	M	S	B	G	X	D	Z	K	S	A	Z	O	P	A	Z	O	P	E
P	E	W	R	G	B	A	G	E	I	O	U	Q	W	M	L	L	P	A	K
H	Y	P	O	S	E	N	S	I	B	I	L	I	S	I	E	R	U	N	G

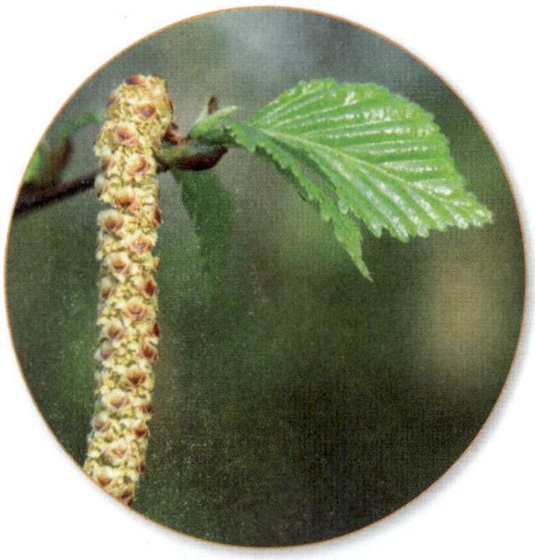

2. Beantworten Sie die folgenden Fragen.

a. Wie nennt man eine Überreaktion des Körpers auf bestimmte Stoffe sowie die Stoffe, die diese Reaktion auslösen?

____

b. Welche Stoffe können diese Überreaktion beispielsweise auslösen?

____

c. Welche Beschwerden/Erkrankungen können durch diese Stoffe u. a. ausgelöst werden?

____

d. Manche Gegenstände können bei Berührung mit der Haut eine Überreaktion auslösen. Welche sind das zum Beispiel und wie heißt die Überreaktion mit dem Fachbegriff?

____

e. Als gängige Therapie gegen diese Überreaktion wird das Allergen in stark verdünnter Lösung injiziert. Wie heißt diese Therapieform und wie wird die Lösung injiziert?

____

f. Bestimmte Medikamente verhindern die Freisetzung eines körpereigenen Stoffes, damit eine allergische Reaktion des Körpers ausbleibt. Wie heißt dieser Stoff?

____

AB 36 Fachworttrainer Immunsystem

1. Beantworten Sie die Fragen und lösen Sie das Rätsel zum Abwehrsystem. Die dick umrandeten Buchstaben ergeben in der richtigen Reihenfolge das Lösungswort. (Ä=AE, Ö=OE, Ü=UE)

1. körpereigene Proteine, die Fremdkörper/Krankheitserreger erkennen können
2. Zellen, die die Abwehr hemmen
3. löst die Zellwände auf und lockt die Fresszellen an (2 Worte)
4. befinden sich z. B. auf den Oberflächen von Bakterien
5. Vorgang, den die Fresszellen ausführen
6. Zellen, die in sehr kurzer Zeit sehr viele Antikörper freisetzen können
7. regen die Umwandlung der B-Lymphozyten zu Plasmazellen an
8. Nach dem …-Prinzip passen Antigene und Antikörper zusammen (2 Worte)
9. große Fresszellen
10. ist im Speichel vorhanden zum Abtöten von Bakterien
11. vernichten virusinfizierte Zellen und Tumorzellen
12. anderer Begriff für „gezielt“
13. Abwehr durch Körperflüssigkeiten
14. Ziel und Sinn des Immunsystems

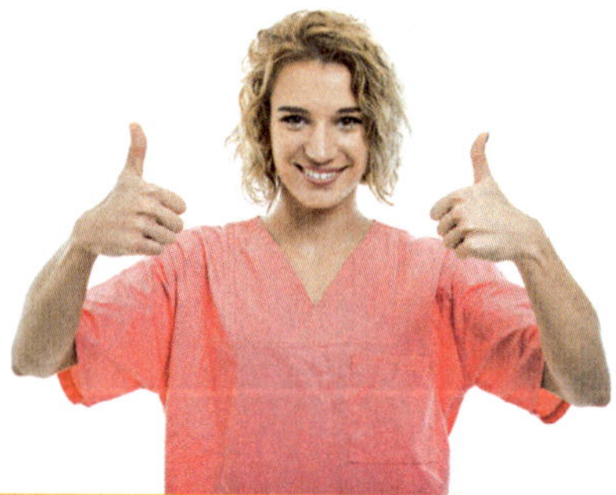

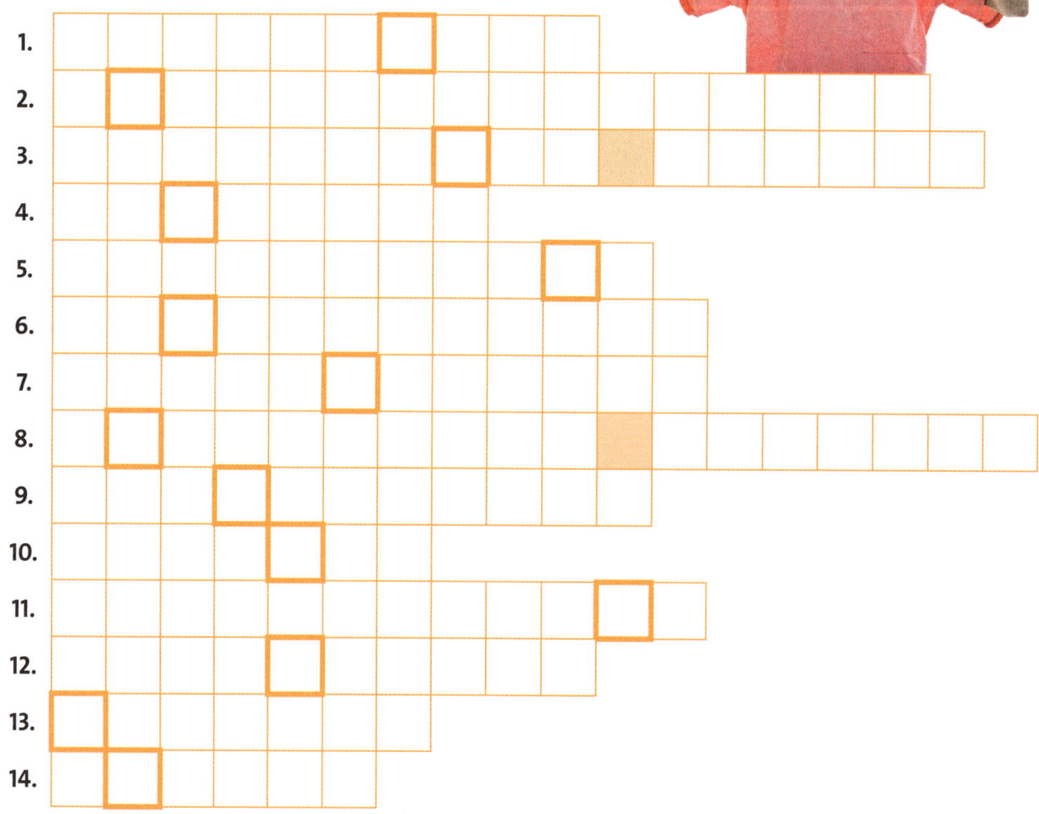

Lösungswort:

5	8	13	2	4	10	14	6	1	9	12	3	7	11

2. Erläutern Sie das Lösungswort. Geben Sie Beispiele an.

AB 37 Atmungssystem, obere Atemwege

1. Beschreiben Sie die Aufgabe des Atmungssystems.

____

____

2. Beschriften Sie die Abbildung zum Atmungssystem.

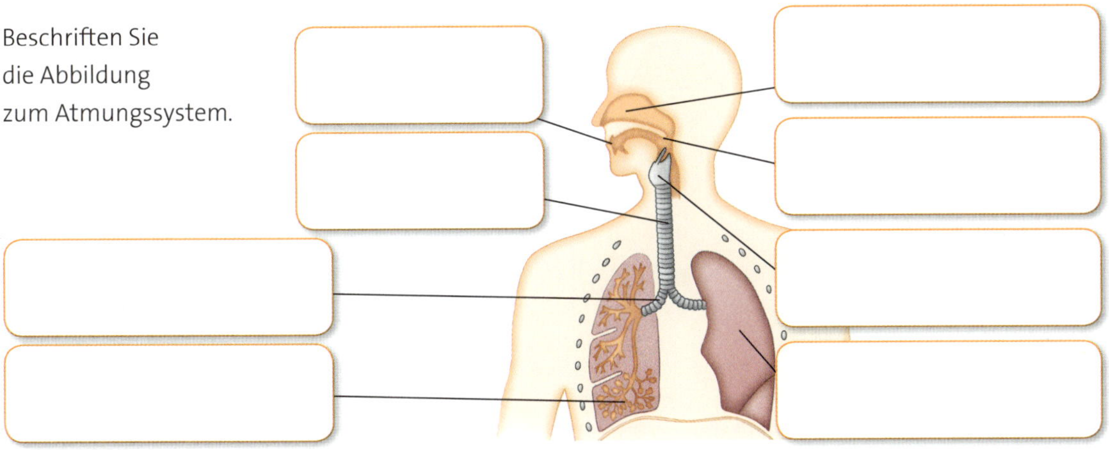

3. Bearbeiten Sie den Lückentext zu den oberen Atemwegen, indem Sie die entsprechenden Nummern einsetzen und den Text ergänzen.

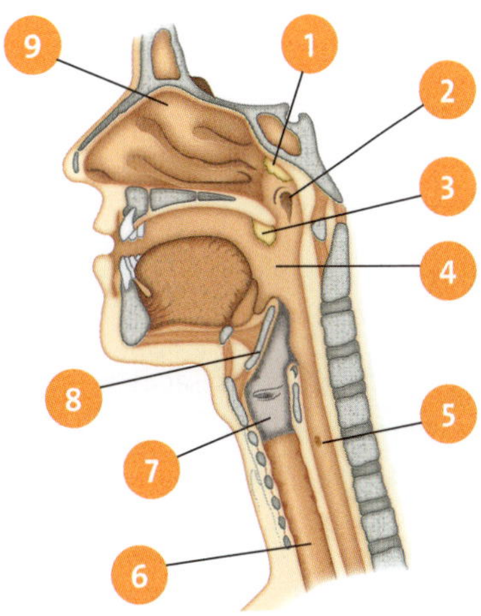

Zu den oberen Luftwegen gehören die Nase (Nr. ____), die Nasennebenhöhlen, der Rachen (Nr. ____) und der Kehlkopf (Nr. ____). Die Nase (Terminus: ____________) ist ausgekleidet mit Schleimhaut, die mit Flimmerhärchen besetzt ist. Die Aufgaben der Nase sind:

1. ____
2. ____
3. ____

Wenn die Atemluft die Nase durchquert hat, gelangt sie in den Rachen (Terminus: ____________).

Dort liegen die Rachenmandel (Nr. ____), die Gaumenmandeln (Nr. ____) (Terminus: ____________) und die Seitenstränge. Alle bestehen aus lymphatischem Gewebe.

Im Rachen liegen auch die Öffnungen der Ohrtrompeten (Nr. ____, Terminus: ____________________), die zum Mittelohr führen.

Der Kehlkopf (Nr. ____) ist der Eingang der Luftröhre und verschließt diese mit dem Kehldeckel (Nr. ____, Terminus: ____________). Der Kehlkopf (Terminus: ____________) hat die Aufgabe der ________________. Er besteht aus:

1. ____
2. ____
3. ____

AB 38 Untere Atemwege, Nasennebenhöhlen, Luftröhre und Speiseröhre

1. Bearbeiten Sie den Lückentext zu den unteren Atemwegen, indem Sie die entsprechenden Nummern einsetzen und den Text ergänzen.

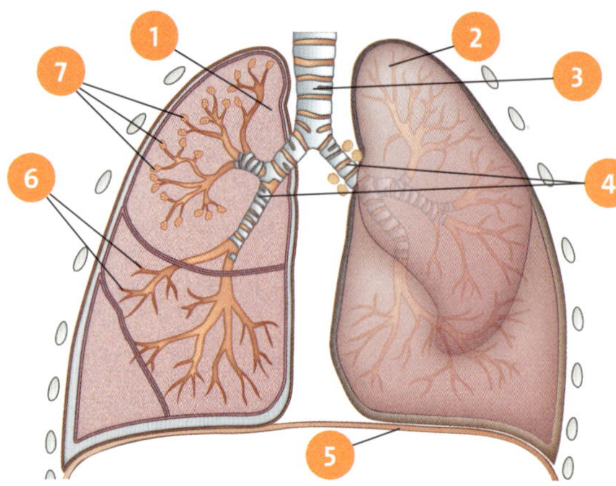

Zu den unteren Luftwegen gehören die Lunge, die Luftröhre (Nr. __, Terminus: ____________), die Bronchien (Nr. __)und Bronchiolen (Nr. __) und die Lungenbläschen (Nr. __). Die Luftröhre besteht aus Bindegewebe, in das Knorpelspangen eingelagert sind. Außerdem ist die Luftröhre mit Schleimhaut und Flimmerhärchen ausgekleidet. Die Luftröhre teilt sich zunächst in die beiden Hauptbronchien (Nr. __).

Die Lunge (Terminus: __________ oder __________) besteht aus dem rechten Lungenflügel (Nr. __) mit drei Lappen und dem linken Lungenflügel (Nr. __) mit zwei Lappen. In der Lunge verzweigen sich die Bronchien in immer kleiner werdende Bronchiolen (Nr. __), die keine Knorpelspangen mehr haben. Die Bronchiolen enden in den Lungenbläschen (Nr. __, Terminus: ____________). Jedes Lungenbläschen besteht aus einer einschichtigen Wand. Dort findet der ______________ statt.

Das Zwerchfell (Nr. __, Terminus: ______________) grenzt die Lunge vom Bauchraum ab.

2. Beschriften Sie das Bild der Nasennebenhöhlen mit der deutschen Bezeichnung und dem Terminus.

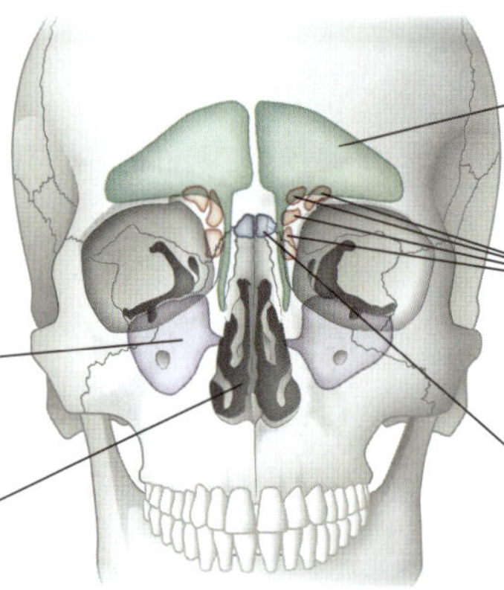

Terminus:

Terminus:

Terminus:

Terminus:

3. Tragen Sie ein, ob der Weg des Speisebreis oder der Weg der Atemluft dargestellt wird.

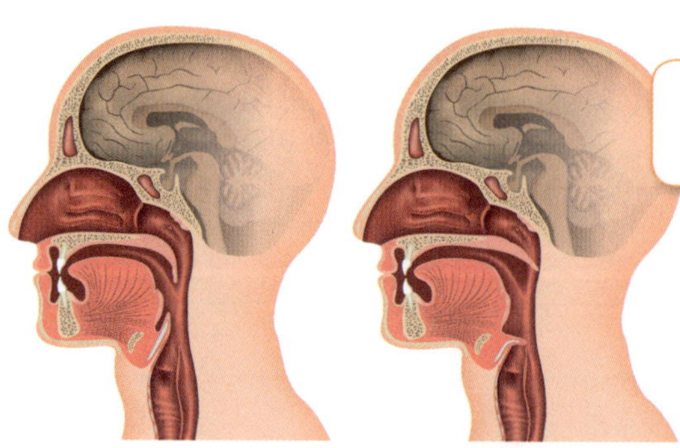

AB 39 Atemluft, Einatmung und Ausatmung

1. Vervollständigen Sie die Tabelle zur Zusammensetzung der Atemluft.

1		Einatemluft	Ausatemluft
2	Stickstoff	%	%
3	Sauerstoff	%	%
4	Kohlenstoffdioxid	%	%
5	Edelgase	%	

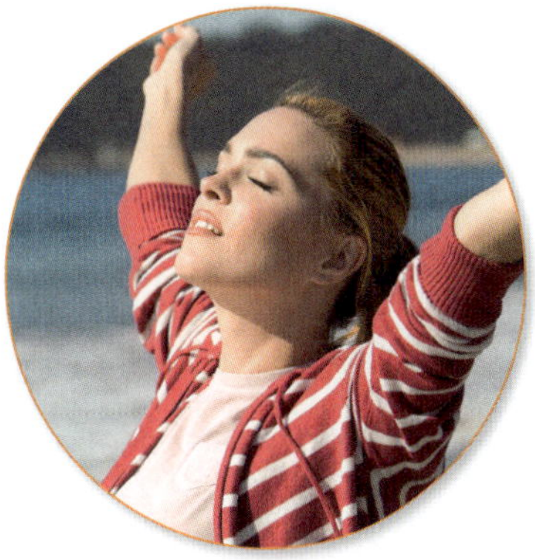

2. Beschriften Sie die Spalten mit den Begriffen Ausatmung und Einatmung. Kreuzen Sie anschließend an, welche Aussagen auf die Einatmung zutreffen und welche auf die Ausatmung zutreffen.

		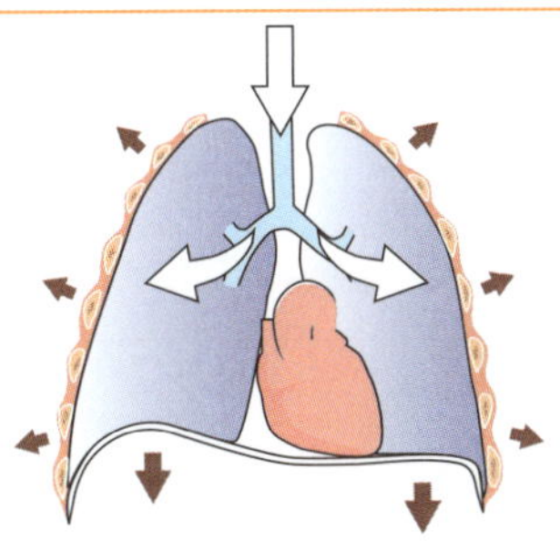	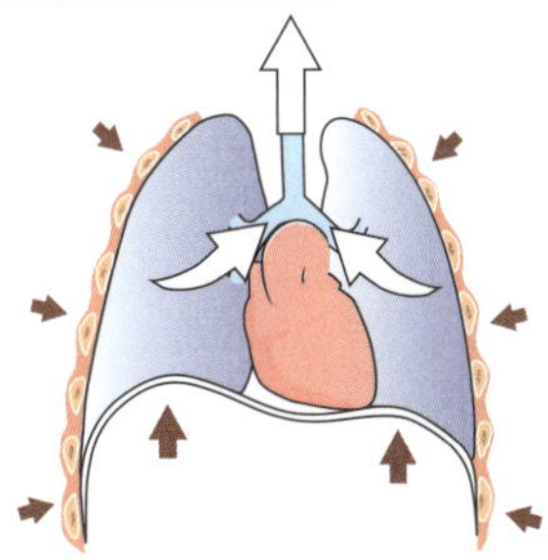
1	Das Zwerchfell kontrahiert, die Zwerchfellkuppel senkt sich.		
2	Das Zwerchfell entspannt, die Zwerchfellkuppel wird angehoben.		
3	großes Thoraxvolumen		
4	kleines Thoraxvolumen		
		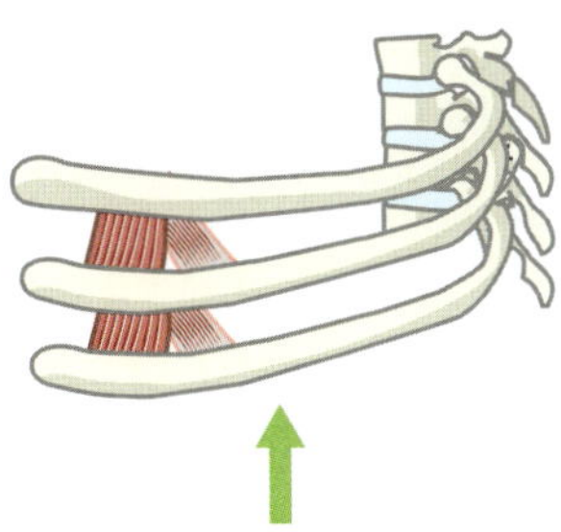	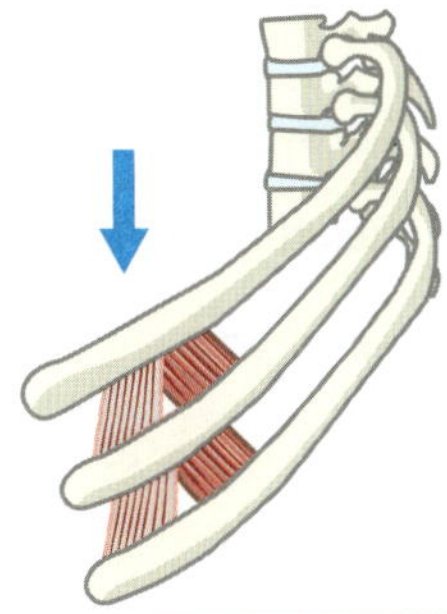
5	Die externen (=äußeren) Zwischenrippenmuskeln kontrahieren.		
6	Der Brustkorb wird angehoben.		
7	Der Brustkorb senkt sich.		
8	kleines Thoraxvolumen		
9	großes Thoraxvolumen		
10	Die internen (=inneren) Zwischenrippenmuskeln kontrahieren.		

AB 40 Innere und äußere Atmung, Fachworttrainer Atmungssystem

1. Welche Aussagen gehören zur inneren, welche zur äußeren Atmung? Kreuzen Sie an.

		äußere Atmung	innere Atmung
1	Kann als Lungenatmung bezeichnet werden.		
2	Es entsteht Kohlenstoffdioxid.		
3	Ist der Austausch der Atemgase in den Lungenbläschen.		
4	Dazu gehört auch der Transport der Atemgase im Blut zu den Zellen.		
5	Findet in den Körperzellen statt.		
6	Sauerstoff wird verbraucht.		

2. Beschreiben Sie die äußere Atmung.

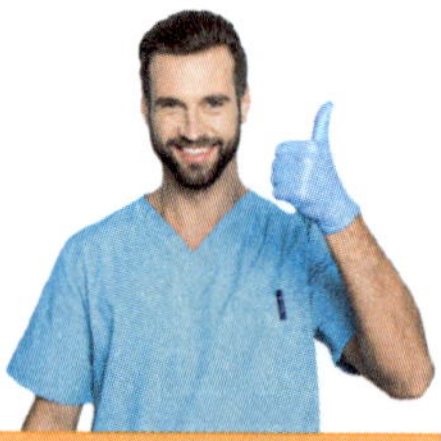

3. Übersetzen Sie die Fachbegriffe zum Atmungssystem.

	Deutsche Bezeichnung	Terminus
1	Ausatmung	
2	Brustkorb	
3	Gaumenmandeln	
4	Einatmung	
5	Kehldeckel	
6	Kehlkopf	
7	Kieferhöhle	
8	Luftröhre	
9	Luftröhrenäste	
10	Lunge	
11	Lungenbläschen	
12	Nase	
13	Nasenscheidewand	
14	Ohrtrompete	
15	Rachen	
16	Stirnhöhle	
17	Zwerchfell	

AB 41 Husten, Bronchitis, Asthma bronchiale

1. Erklären Sie, was Husten ist.

____

____

____

2. Unterscheiden Sie zwischen einer akuten und einer chronischen Bronchitis. Kreuzen Sie an.

		akute Bronchitis	chronische Bronchitis
1	Auslöser ist meist eine Infektion, z. B. eine Erkältung.		
2	Bei einer bakteriellen Infektion kann es zu eitrigem Auswurf kommen.		
3	Hauptursachen sind Rauchen, andere Inhalationsgifte oder Luftverschmutzung.		
4	Die Erkrankung heilt meist aus.		
5	Husten und Auswurf dauern länger als drei Monate an.		
6	Eine Komplikation ist das Übergreifen auf das Lungengewebe.		
7	Es kann zur fortschreitenden Zerstörung kleiner Bronchien und des Flimmerepithels kommen.		
8	Eine Folge kann das Entstehen eines Lungenemphysems sein.		

3. Asthma bronchiale ist die häufigste chronische Erkrankung bei Kindern.

a. Geben Sie mögliche Ursachen für diese Krankheit an.

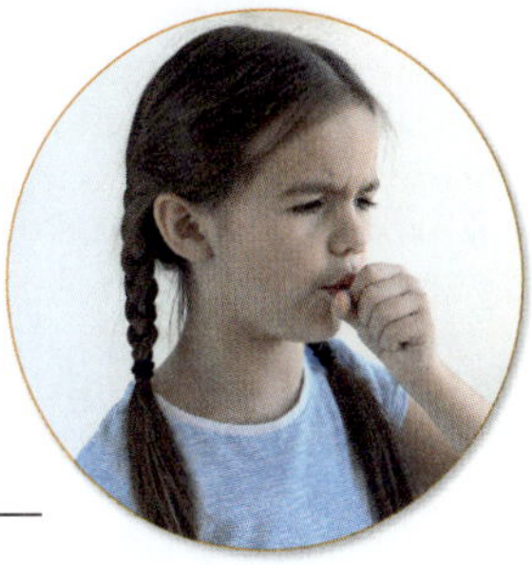

____

____

____

____

b. Welche Symptome treten bei Asthma bronchiale auf?

____

____

____

____

c. Geben Sie einem Asthmatiker Hinweise mit auf den Weg, um das alltägliche Leben zu erleichtern.

____

____

____

____

AB 42 Asthma bronchiale, Pneumonie

1. Beschreiben Sie die Auswirkungen eines Asthmaanfalls auf die Bronchien. Ordnen Sie die Nummern zu und füllen Sie mithilfe der Wörter den Lückentext.

| Ausatmen | Bronchien | Durchmesser | Muskulatur | Normalzustand |
| Schleim | Schleimhaut |

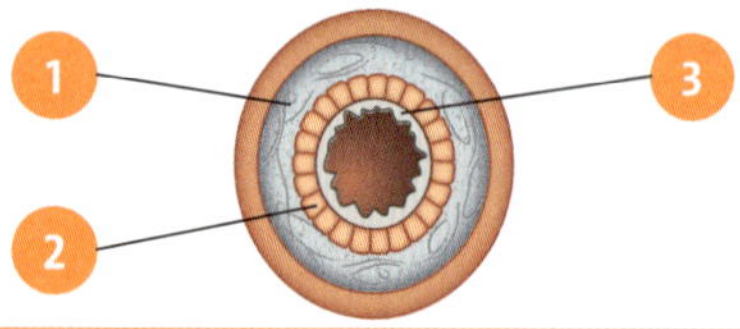	Dargestellt ist eine Bronchie im ______________. Die Muskelzellen (Nr. __) arbeiten normal, die Schleimhaut (Nr. ___) bildet die erforderliche Menge an __________ (Nr. ___).
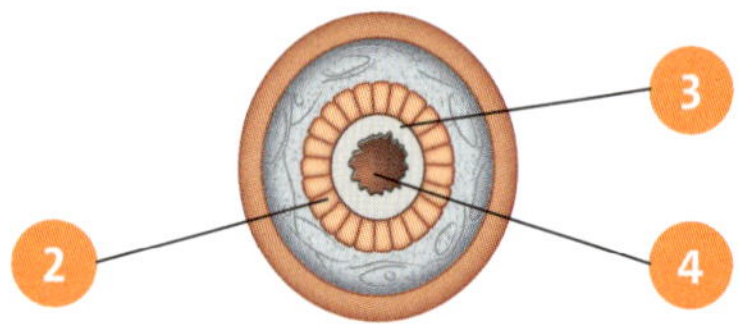	Bei Asthma bronchiale verdickt sich die ______________ (Nr. ___) und bildet mehr und zähen Schleim (Nr. ___). Der innere ______________ der ____________ (Nr. ___) wird kleiner.
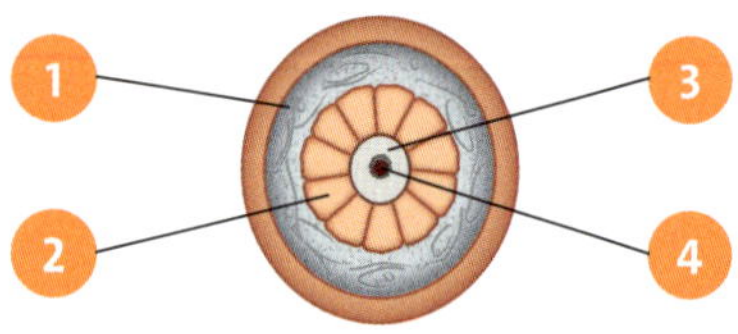	Die Schleimhaut (Nr. ___) wird immer dicker. Die ______________ (Nr. ___) verkrampft und der Durchmesser der Bronchien (Nr. ___) wird immer kleiner. Vor allem das ____________ ist erschwert.

2. a. Kreuzen Sie an, welche Pneumonieart jeweils beschrieben ist.

		primäre Pneumonie	sekundäre Pneumonie
1	die am häufigsten tödlich verlaufende Infektionskrankheit in Industrieländern		
2	Folge einer anderen Grunderkrankung, z. B. bei bettlägerigen Patienten		
3	nach Blockierung der Atemwege durch Fremdkörper oder als Aspirationspneumonie		
4	entsteht meist aus einer Infektion mit Mikroorganismen		

b. Nennen Sie zwei diagnostische Maßnahmen, drei therapeutische Maßnahmen, zwei mögliche Komplikationen und zwei Präventionsmaßnahmen bei einer Pneumonie.

1	diagnostische Maßnahmen	
2	therapeutische Maßnahmen	
3	mögliche Komplikationen	
4	Präventionsmaßnahmen	

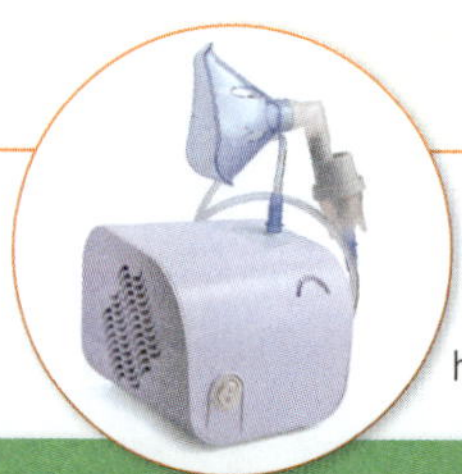

AB 43 Lungenemphysem, Lungenkrebs

1. a. Kreuzen Sie die Aussagen an, die auf das Lungenemphysem zutreffen.

1	Es tritt vor allem bei Männern zwischen 20 und 25 Jahren auf.	
2	Es liegt eine Zerstörung der Bronchiolen, Alveolen und Kapillaren durch andauernde Verengung der Bronchiolen vor.	
3	Es handelt sich um eine eitrige und flächige Besiedlung durch Mikroorganismen.	
4	Die Fläche für den Gasaustausch wird erheblich vermindert.	

b. Übersetzen und erklären Sie die beiden Formen des Lungenemphysems.

Pink Puffer	Übersetzung: Erklärung:
Blue Bloater	Übersetzung: Erklärung:

2. Erstellen Sie ein Infoblatt zum Lungenkrebs.

Risikofaktoren

Symptome

Prognose

Bronchialkarzinom

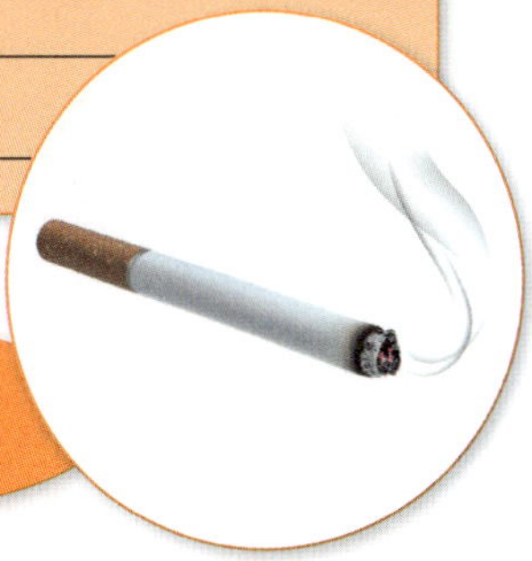

Diagnostik

Therapie

AB 44 Fachworttrainer Erkrankungen des Atmungssystems

1. Schneiden Sie die Memorykarten auf Seite 119 aus und fügen Sie die richtigen Paare zusammen.

Asthma bronchiale		Angina	
Bronchitis		Emphysem	
Laryngitis		Larynxkarzinom	
Pharyngitis		Pneumothorax	
Pleuraempyem		Pleuritis	
Pneumonie		Rhinitis	
Pansinusitis		Sinusitis frontalis	
Sinusitis maxillaris		Tracheitis	
Tuberkulose		Tonsillektomie	
Tonsillitis		Zyanose	

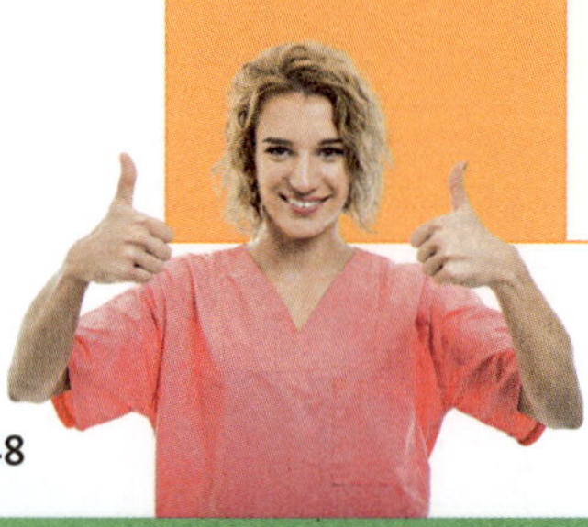

AB 45 Diagnostische Maßnahmen bei Atemwegserkrankungen

1. Schreiben Sie die Bedeutungen der Abkürzungen auf.

VC	
FEV1	
FVC	

2. Welcher der in Aufgabe 1 genannten Werte wird hier jeweils bestimmt?

1	Der Patient atmet einige Male ganz ruhig ein und aus. Dann soll er die Lungen maximal füllen und zügig ausatmen, damit die Lungen entleert werden.	
2	Der Patient atmet tief ein, um die Lungen maximal mit Luft zu füllen und atmet dann so schnell wie möglich alles aus, um dann wieder die Lungen maximal zu befüllen.	

3. Bringen Sie die Arbeitsschritte zur Durchführung einer Spirometrie in die richtige Reihenfolge.

1	Bestimmung der Vitalkapazität	
2	Bestimmung des forcierten expiratorischen Volumens und der forcierten Vitalkapazität	
3	Körpergröße und Gewicht des Patienten erfassen.	
4	Dem Patienten eine Nasenklammer geben. Der Patient soll aufrecht stehen/sitzen.	
5	Der Patient soll das Mundstück in den Mund nehmen und mit den Lippen fest umschließen.	

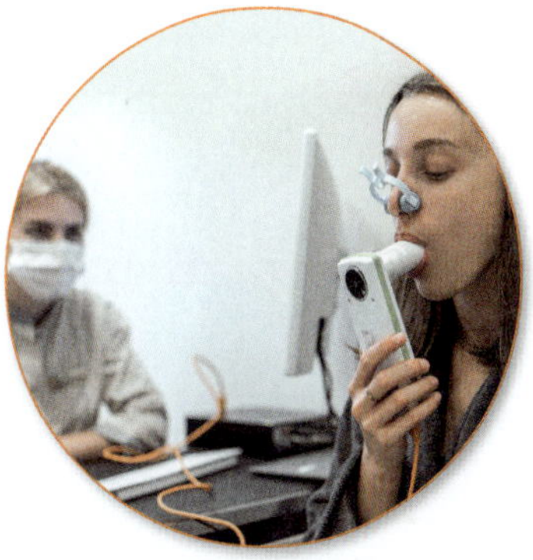

4. Erklären Sie eine Peak-Flow-Messung

____

____

____

5. Ordnen Sie die Aussagen richtig zu. Kreuzen Sie an.

		Inhalation mittels Vernebler	Inhalation von Dosieraerosolen
1	Bei kleinen Kindern oder älteren Personen mit Koordinationsproblemen sollte ein Spacer zwischengeschaltet werden.		
2	Das flüssige Medikament wird verdünnt oder unverdünnt in ein Behältnis gefüllt. Druckluft zerteilt es dann in feinste Tröpfchen.		
3	Bei der Benutzung muss der Metallbehälter tief heruntergedrückt werden. Gleichzeitig muss tief und lange eingeatmet werden.		
4	Mundstück und Behälter sollten möglichst nach Gebrauch desinfiziert werden, vor allem bei der Behandlung von Infekten.		

AB 46 Auge, Sehvorgang

1. Beschriften Sie die Abbildung des Auges.

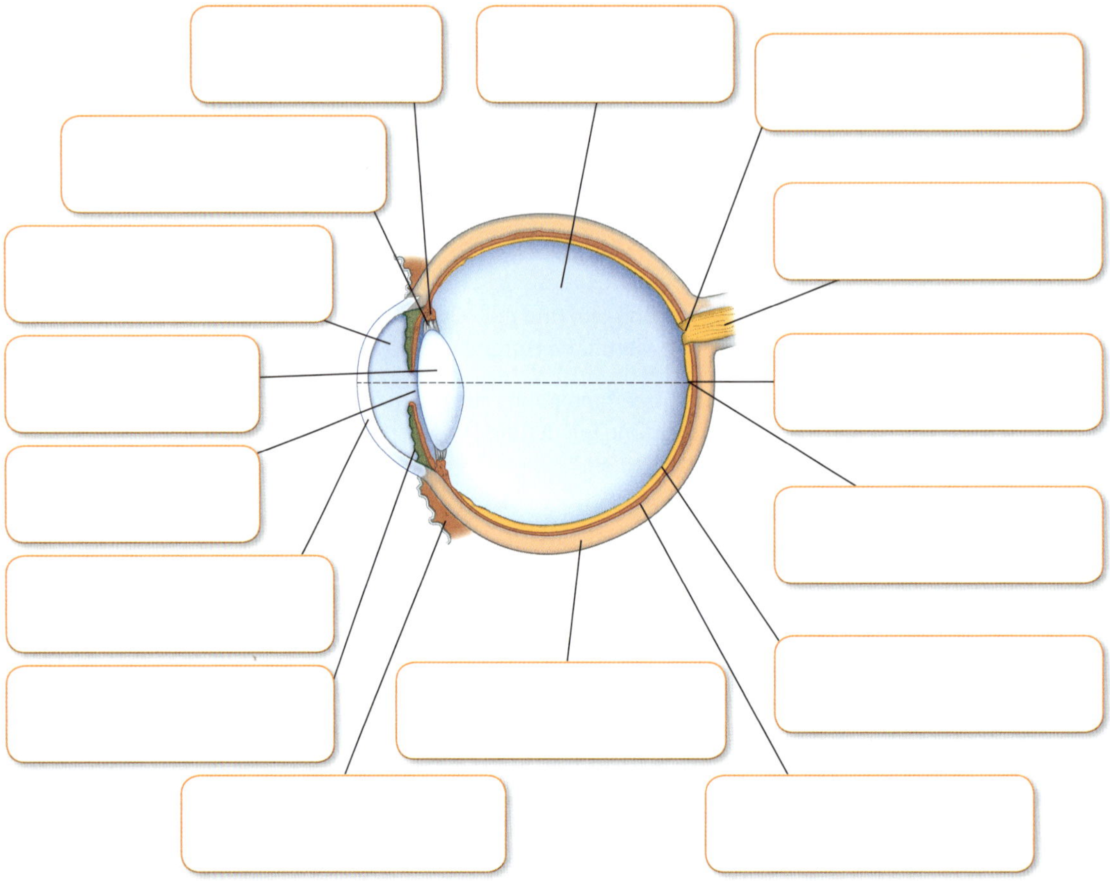

2. Welche Schutzeinrichtungen schützen das Auge und wovor schützen sie?

____

____

____

____

3. Füllen Sie den Lückentext aus und beschreiben Sie so den Sehvorgang mithilfe folgender Begriffe:

| Farben und Bilder | Hirnrinde im Hinterhauptslappen | Sehnerv |
| Sinneszellen der Netzhaut | Zapfen und Stäbchen |

In der Netzhaut befinden sich ____________________. Sie sind die lichtaufnehmenden ____________________ im Auge. Sie sind mit Nervenzellen verbunden, die den Sehnerv bilden. Der __________ leitet die Lichtwahrnehmung weiter zur optischen ____________________ des Gehirns. Dort findet die Verarbeitung statt, also welche ______________ man sieht.

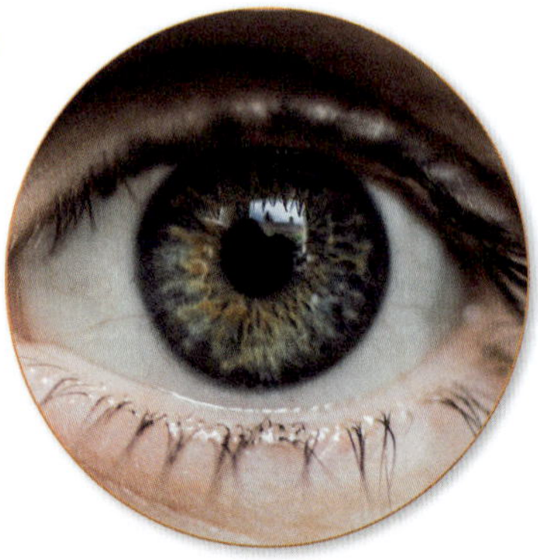

AB 47 Fehlsichtigkeit, Augenliderkrankungen, Bindehautentzündung

1. Vervollständigen Sie die Tabelle zur Fehlsichtigkeit.

	Fehlsichtigkeit	Anatomischer Befund	Bildebene
1	Kurzsichtigkeit (Terminus:)		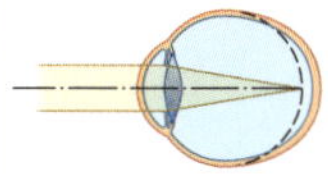
2	(Terminus: Hyperopie)	Augapfel zu kurz	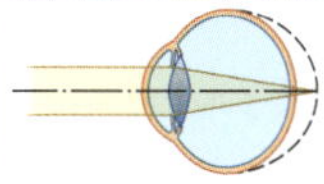
3	(Terminus: Presbyopie)	Elastizitätsverlust der Linse	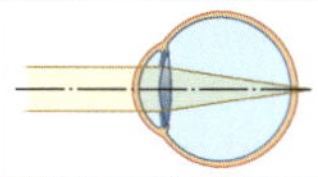
4	Stabsichtigkeit (Terminus: Astigmatismus)		verzerrtes Sehen

2. Unterscheiden Sie zwischen Gerstenkorn und Hagelkorn.
Kreuzen Sie an, was die Abbildungen zeigen.

		Gerstenkorn	Hagelkorn
akut eitrige Entzündung der Liddrüsen	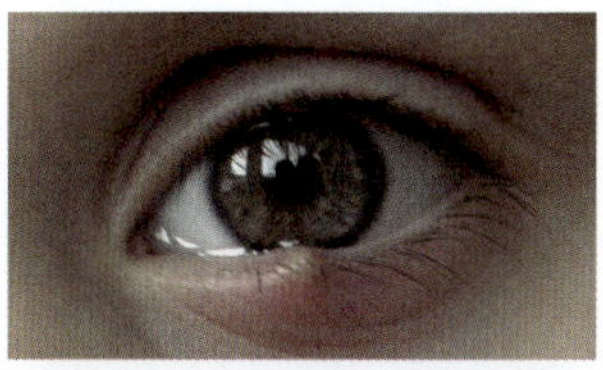		
chronischer Sekretstau der Liddrüsen	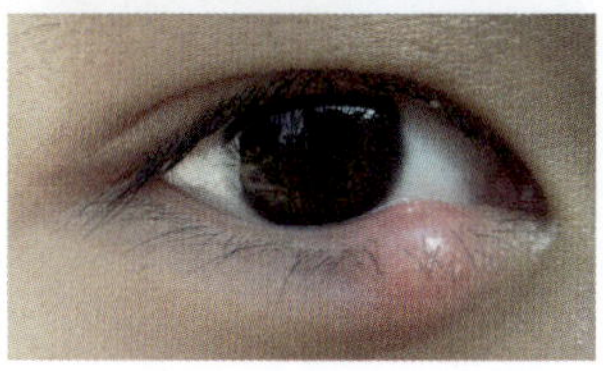		

3. Tragen Sie die Ursachen, die Symptome und die Therapie einer Bindehautentzündung ein.

Ursachen	
Symptome	
Therapie	

AB 48 Grüner und grauer Star, Fachworttrainer Auge

1. Ordnen Sie die Bezeichnungen und Aussagen dem grauen oder dem grünen Star zu.

		grauer Star	grüner Star
1	Glaukom		
2	Katarakt		
3	Anstieg des Augeninnendruckes, z. B. durch Entzündungen der Iris		
4	bei Stoffwechselerkrankungen wie z. B. Diabetes mellitus		
5	Sehfähigkeit bei schwachem Licht besser als bei hellem Licht		
6	Schädigung der Netzhaut und des Sehnervs		
7	eingeschränktes Sehen (Tunnelblick)		
8	Linsentrübung		
9	Linse wird operativ durch eine künstliche ersetzt		

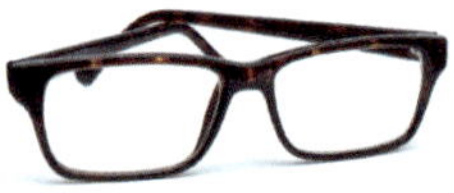

2. Lösen Sie das Silbenrätsel. Tragen Sie die medizinischen Fachbegriffe ein.

| Adap | Ak | As | Cor | da | Glas | Glau | Iris | junk | Ka | ko | kör | kom | Kon | Ly |
| ma | mo | mus | na | nea | per | Re | rakt | so | tion | tion | ta | ti | ti | tig | tis | tis | vi | zym |

		medizinischer Begriff
1	Regenbogenhaut	
2	Inhalt des Augapfels	
3	Stabsichtigkeit	
4	grüner Star	
5	Netzhaut	
6	Hornhaut	
7	antibakterielle Substanz in den Tränen	
8	grauer Star	
9	Nah- und Ferneinstellung der Linse	
10	Anpassung der Linse an Helligkeit	
11	Bindehautentzündung	

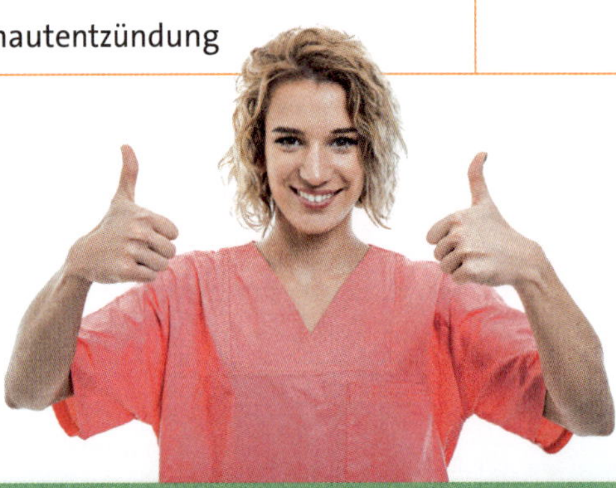

AB 49 Aufbau des Ohrs, Hörvorgang

1. Beschriften Sie die Abbildung des Ohres.

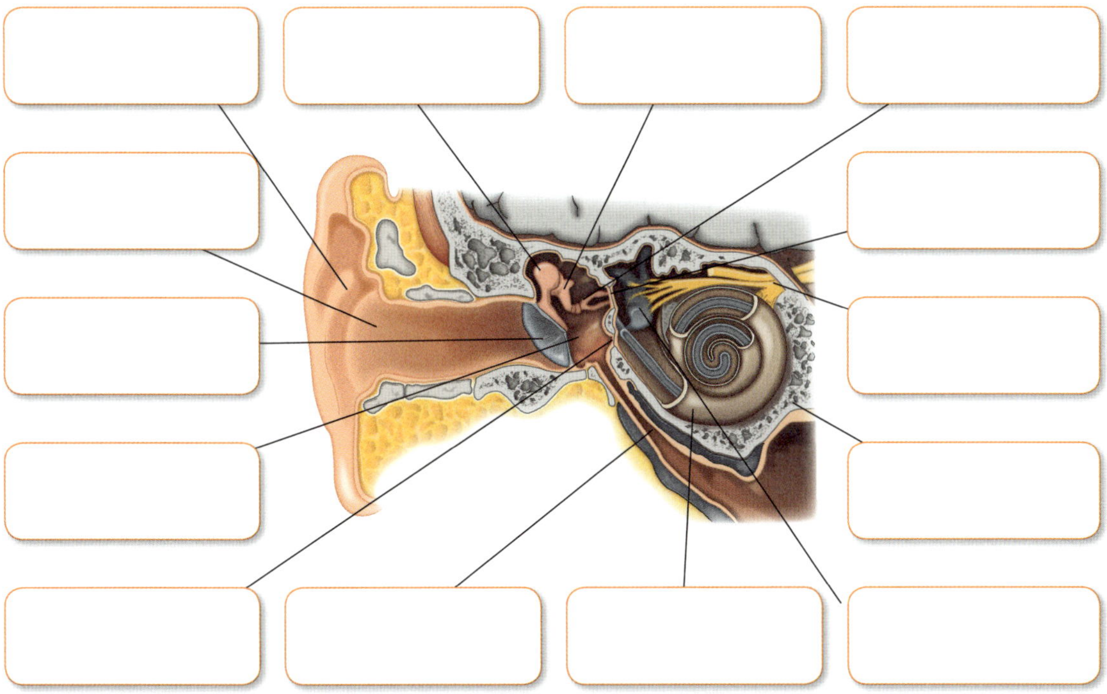

2. Ordnen Sie die einzelnen Teile des Ohres dem äußeren Ohr, dem Mittelohr und dem Innenohr zu.

| äußerer Gehörgang | Gehörknöchelchen | Gleichgewichtssinn |
| Ohrmuschel | Ohrtrompete | Paukenhöhle | Schnecke | Trommelfell |

äußeres Ohr	Mittelohr	Innenohr

3. Beantworten Sie folgende Fragen:

a. Wie heißen die Gehörknöchelchen?

b. Wie heißt die Verbindung zwischen Mittelohr und dem Nasen-Rachen-Raum?

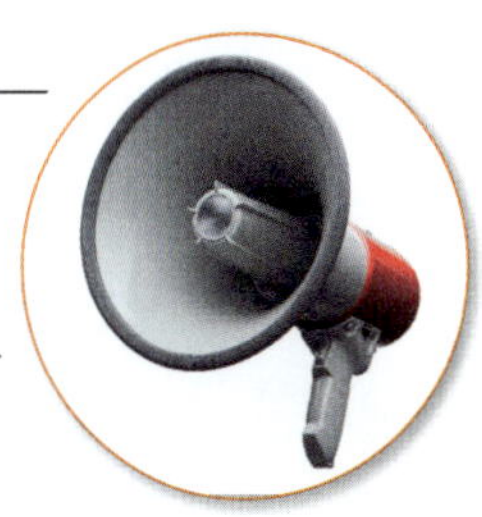

c. Was ist das eigentliche Hörorgan?

d. Wie werden die Schallwellen vom Trommelfell in das Innenohr weitergeleitet?

AB 50 Gleichgewichtssinn

1. Beschriften Sie die Abbildung des Gleichgewichtssinnes.

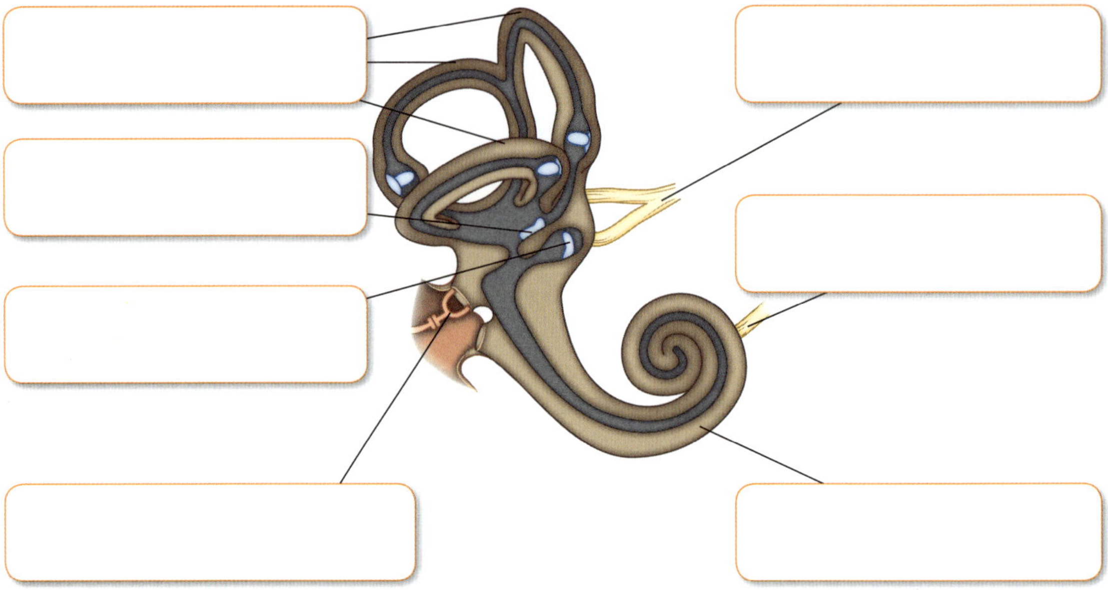

2. Entscheiden Sie, ob die Aussagen zum Gleichgewichtssinn richtig oder falsch sind. Kreisen Sie den jeweils richtigen Buchstaben ein. Bei richtiger Lösung ergibt sich aus den eingekreisten Buchstaben in der richtigen Reihenfolge ein Lösungswort.

		richtig	falsch
1	Der Gleichgewichtssinn besteht aus den Bogengängen und den Vorhofsäckchen.	S	K
2	Der Gleichgewichtssinn liegt im Mittelohr.	N	A
3	Die Sinneszellen der Vorhofsäckchen werden z. B. bei einer Fahrstuhlfahrt gereizt.	O	E
4	Die Bogengänge sind in den beiden Dimensionen angeordnet.	L	S
5	Drehbewegungen reizen die Sinneszellen in den Bogengängen.	B	H
6	Die Nervenfasern des Gleichgewichtsorganes haben Verbindungen zu den Augenmuskeln und dem Rückenmark, damit die Kopf- und Körperstellung koordiniert werden können.	M	P

Lösungswort:

2	6	5	3	4	1

Nennen Sie die Bedeutung des Lösungsworts:

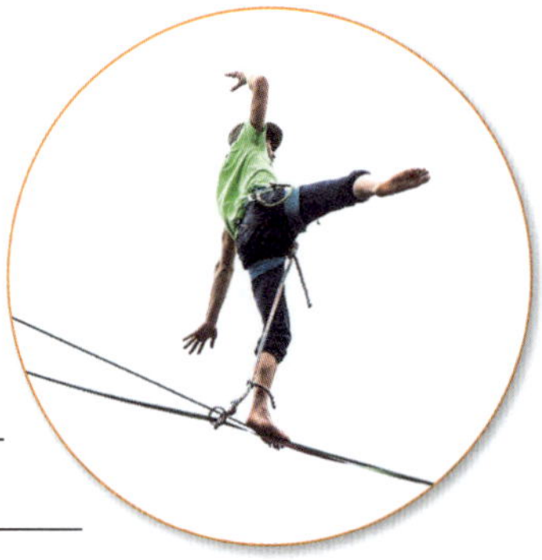

AB 51 Schwindel, Mittelohrentzündung, Tinnitus, Fachworttrainer Ohr

1. Ordnen Sie die Beschreibungen den verschiedenen Arten von Schwindel zu, indem Sie die entsprechende Zahl einsetzen.

Richtungsbetonter Schwindel **1** Lage- und Lagerungsschwindel **2** psychogener Schwindel **3**

1	Dreh- und Schwankschwindel mit Fallneigung	
2	Ursache: Erkrankung des Gleichgewichtsorganes	
3	Probleme der Halswirbelsäule	
4	lose Ohrsteinchen/Kristalle in den Bogengängen	
5	Ausdruck von Angst oder Konfliktsituationen	

2. Beschreiben Sie Ursachen, Symptome, Komplikationen und Therapie der Otitis media.

Ursachen	
Symptome	
Komplikationen	
Therapie	

3. Erklären Sie den Tinnitus.

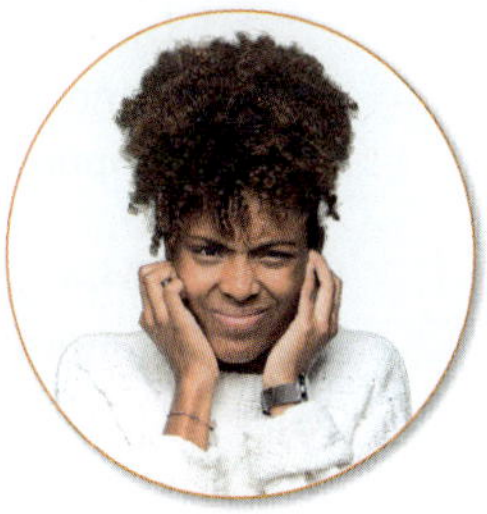

____

____

4. Übersetzen Sie die Fachbegriffe zum Ohr in die deutsche Sprache

1	Cerumen obturans	
2	Cochlea	
3	Eustachische Röhre	
4	Hörsturz	
5	Nystagmus	
6	Otitis externa	
7	Otitis media	
8	Otosklerose	
9	Otoskopie	
10	Parazentese	
11	Tinnitus	

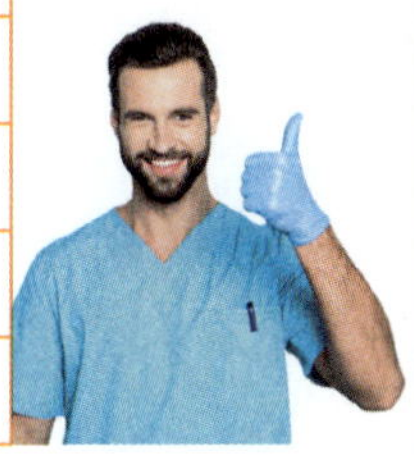

AB 52 Geruchssinn und Geschmackssinn

1. Kreuzen Sie an, ob die folgenden Aussagen zum Geruchs- und Geschmackssinn richtig oder falsch sind. Korrigieren Sie die falschen Aussagen.

		richtig	falsch	Korrektur
1	Durch Moleküle in der Atemluft werden die Sinneszellen im Rachen angeregt.			
2	Riechen ist oft mit emotionalen Erinnerungen verknüpft.			
3	Eine Geruchsstörung kann z. B. durch eine chronische Nasennebenhöhlenentzündung verursacht werden.			
4	Hormonelle Erkrankungen können Geruchshalluzinationen hervorrufen.			
5	Chemische Substanzen wie Zucker oder Salz reizen die Sinneszellen des Geschmackssinnes.			
6	Die Sinneszellen (= Geschmacksknospen) liegen ausschließlich auf der Zunge.			
7	Die Geschmacksempfindung „scharf" ist keine Geschmacks-, sondern eine Schmerzempfindung.			
8	Unter Geschmack versteht man alle Empfindungen, die über das Riechorgan während der Nahrungsaufnahme entstehen.			
9	Geruchs- und Geschmacksstörungen können durch Vergiftungen, als Folge von Entzündungen oder Infektionen (z. B. mit dem Coronavirus SARS-CoV-2) oder auch durch Medikamentengabe (Zytostatika) entstehen.			

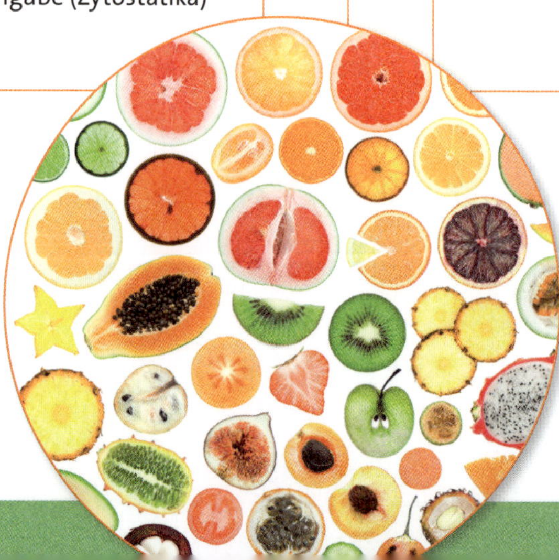

AB 53 Aufgaben des Nervensystems, Reizübertragung

1. Nennen Sie mindestens drei Aufgaben des Nervensystems.

____

____

____

____

____

____

____

____

____

____

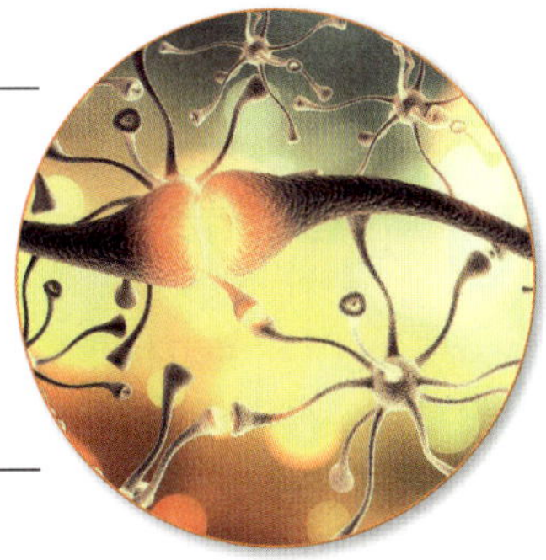

2. Vervollständigen Sie das Schema zur Reizübertragung zwischen dem ZNS und dem peripheren Nervensystem. Setzen Sie die folgenden Stichwörter ein.

| Impulse | Reizantwort | Reizaufnahme | sensible | motorische | ZNS |

[__________]
Sinneszelle, z. B. für Schmerz

__________ Nervenfasern leiten Reiz zum ZNS →

Gehirn und Rückenmark
(__________)
↓
Verarbeiten die __________

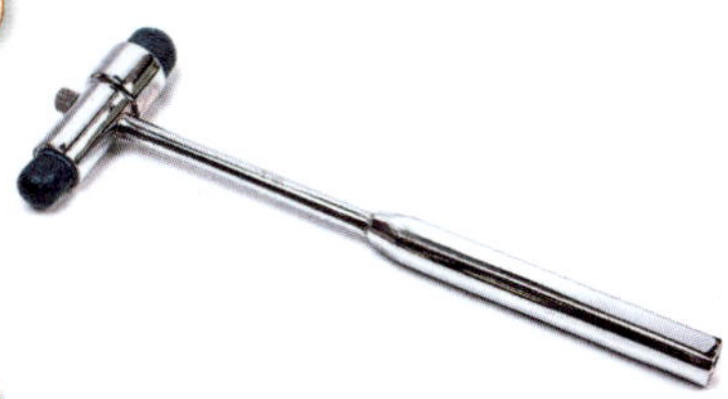

← __________ Nervenfasern leiten Impulse zum peripheren NS

[__________]
Muskelfaser als aufführendes Organ

3. Das periphere Nervensystem leitet Erregungen von und zu den Organsystemen.

a. Welche Nerven bilden das periphere NS?

____

____

b. Welche Nervenfasern findet man im peripheren Nervensystem?

____

____

____

AB 54 Rückenmarksnerven, Reflexe

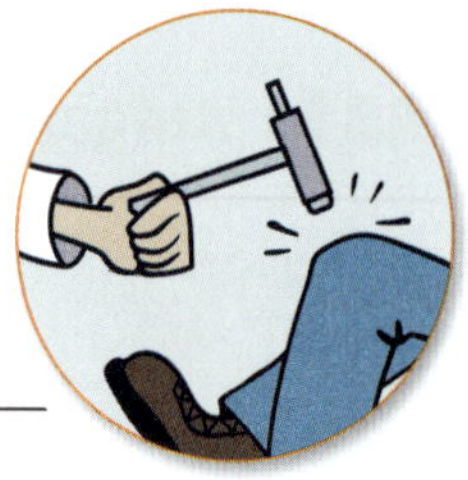

1. a. Beschreiben Sie die Lage der Rückenmarksnerven.

____

____

____

b. Geben Sie die Anzahl und Bezeichnungen der Rückenmarksnerven an.

____

____

____

2. Erläutern Sie den Ablauf eines Reflexes, indem Sie die Nummern und die vorgegebenen Wörter im Lückentext ergänzen.

| Liquor | motorischen |
| Nervenzellkörpern |
ohne Kontrolle	periphere NS
Reflexe	Schutzreaktionen
sensiblen	verlängerte Mark

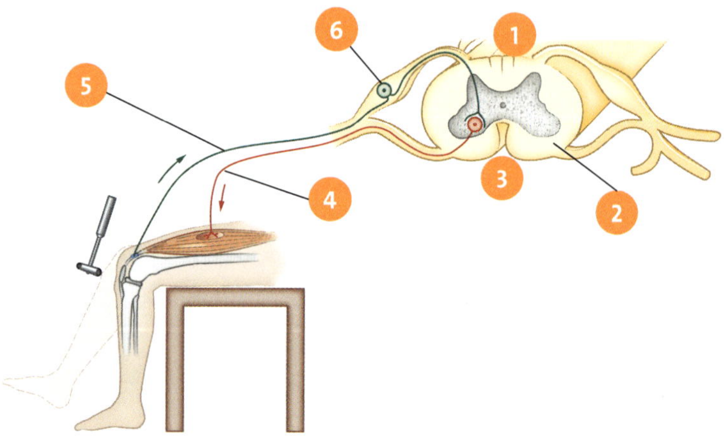

Das Rückenmark (Nr. ___) schließt an das ______________ an und reicht bis zum 2. Lendenwirbel. Es ist wie das Gehirn von drei Häuten und ________ umgeben. Es besteht wie das Hirn aus grauer Substanz (______________) und weißer Substanz (Nervenfasern). Rechts und links treten die ___________ Nervenfasern (Nr. ___) als Vorderwurzeln (Nr. ___) aus. Als Hinterwurzeln (Nr. ___) treten die _________ Nervenfasern (Nr. ___) wieder ein. Je eine Vorderwurzel und eine Hinterwurzel verbinden sich zu einem Rückenmarksnerv (= Spinalnerv). Die Zellkörper der motorischen Nervenfasern liegen in der grauen Substanz, die Zellkörper der sensiblen Nervenfasern in den Spinalganglien (Nr. ___).

Das Rückenmark hat zwei Aufgaben:

- Es verbindet das ___________ mit dem Gehirn.
- Es ist eine direkte Schaltstation zwischen motorischen und sensiblen Nervenfasern und ermöglicht so ________.

Ein Reflex ist eine motorische Reaktion auf einen sensiblen Reiz ______________ durch das Großhirn. So sind schnelle ______________ möglich.

AB 55 Aufbau des Gehirns

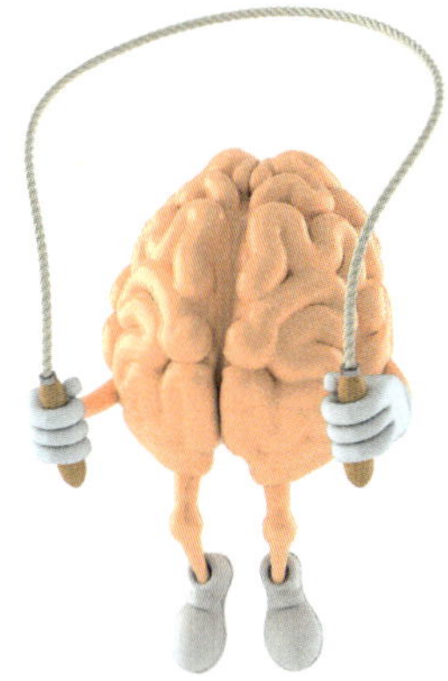

1. Beantworten Sie folgende Fragen:

   a. Wie schwer ist das Gehirn ungefähr?

   ____

   b. Ist die Arbeit des Gehirns unserem Willen unterworfen? Kreuzen Sie an.

   Ja ◯ Nein ◯

   c. Was befindet sich zwischen dem Gehirn und den Schädelknochen und welche Aufgabe hat diese Struktur?

   ____

   ____

   ____

   d. Geben Sie die Lage und Bezeichnungen der drei Hirnhäute an.

   ____

   ____

   ____

2. Beschriften Sie die Abbildung des Gehirns.

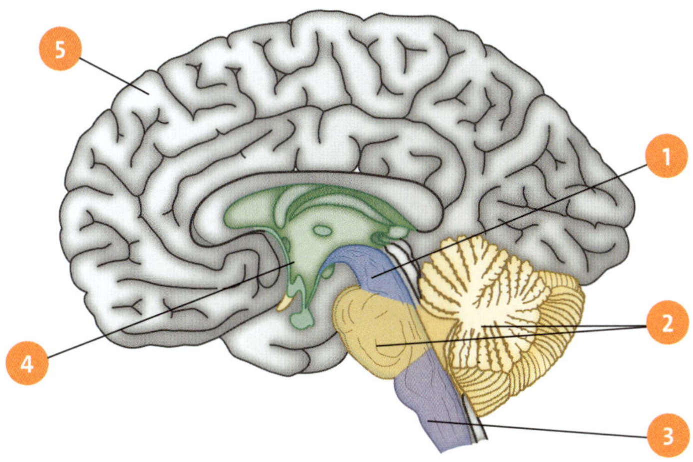

1	
2	
3	
4	
5	

3. Die Hirnnerven treten aus dem Gehirn aus.

   a. Nennen Sie die Anzahl der Hirnnerven und wie sie bezeichnet werden.

   ____

   b. Für welche Bereiche sind die Hirnnerven zuständig?

   ____

   ____

   ____

AB 56 Aufgaben des Gehirns

1. Ordnen Sie die genannten Aufgaben den Gehirnabschnitten zu. Kreuzen Sie an.

		Groß-hirn	Zwischen-hirn	Mittel-hirn	Hinter-hirn	verlängertes Mark
1	Es setzt sich zusammen aus Kleinhirn und Brücke.					
2	Es ist der größte Abschnitt des Gehirns.					
3	Es besteht aus zwei Hälften, die durch den Balken verbunden sind.					
4	Wasserhaushalt, Wach- und Schlafrhythmus, Wärmeregulation werden vom Hypothalamus gesteuert.					
5	Hier kreuzen die motorischen Fasern auf die andere Seite. Deshalb ist z. B. bei einem Schlaganfall der rechten Hirnhälfte die linke Körperseite betroffen.					
6	Damit die Oberfläche vergrößert wird, ist es gefurcht mit zahlreichen Windungen.					
7	Es fasst Bewegungen zu schnellen geordneten und koordinierten Bewegungsabläufen zusammen.					
8	Der Hypothalamus steuert das vegetative Nervensystem.					
9	Hier liegen die motorischen Zentren (z. B. Bewegungszentren) und sensible und sensorische Zentren (z. B. Seh- und Hörzentrum, Körperfühlmelder)					
10	Informationen von den Sinnesorganen werden hier reflektorisch verbunden.					
11	Es ist die Verbindung des Gehirns mit dem Rückenmark.					
12	Hier sitzt z. B. das Zentrum zur Erhaltung des Gleichgewichts.					

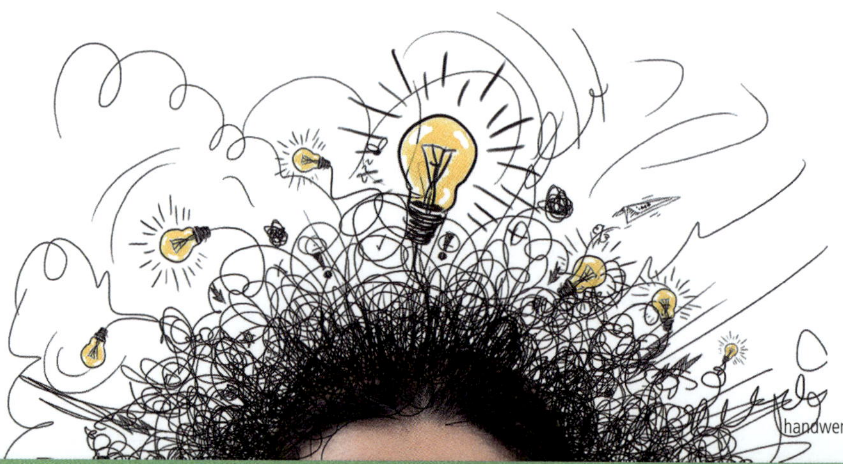

AB 57 Vegetatives Nervensystem, Erkrankungen des Nervensystems

1. Sind die Aussagen zum vegetativen Nervensystem richtig oder falsch? Kreuzen Sie an.

		richtig	falsch
1	Es unterliegt unserem Willen.		
2	Es regelt Körperfunktionen wie z. B. Atmung, Verdauung, Kreislauf, Stoffwechsel.		
3	Es wird zentral gesteuert vom Balken im Großhirn		
4	Man unterscheidet den Sympathikus und den Parasympathikus.		

2. Ordnen Sie die Aussagen dem Sympathikus bzw. dem Parasympathikus zu.

		Sympathikus	Parasympathikus
1	Fördert die Leistungsbereitschaft.		
2	Bewirkt das Anlegen von Reserven.		
3	Steigert Puls und Blutdruck.		
4	Lässt Puls und Blutdruck sinken.		
5	Regt die Verdauungstätigkeit an.		
6	Erweitert die Bronchien.		
7	Hemmt die Verdauungstätigkeit.		

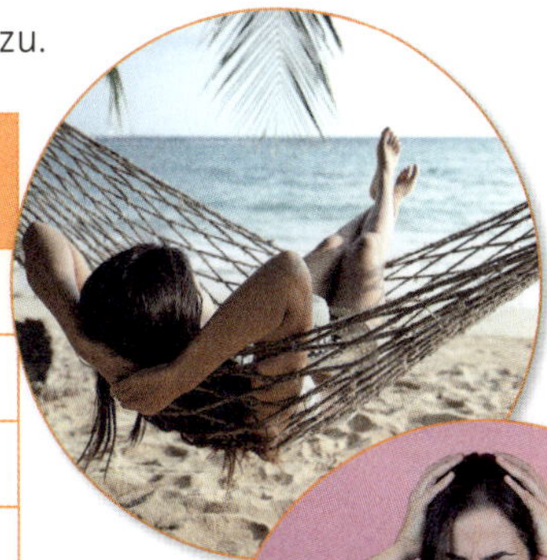

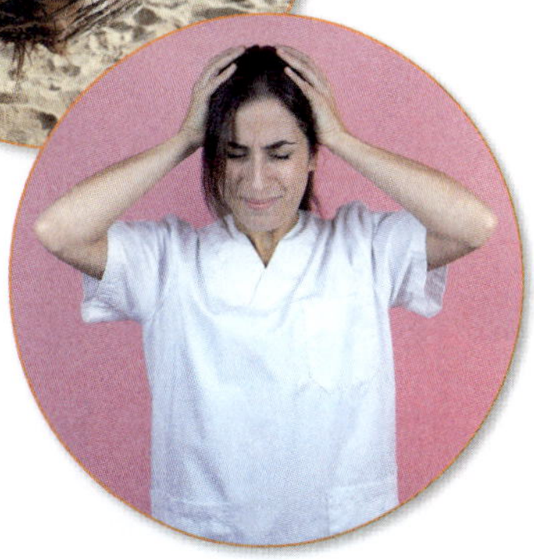

3. Ordnen Sie die hier genannten Erkrankungen den Beschreibungen zu.

| Commotio cerebri | Enzephalitis | Epilepsie | Hirnblutung |
| Hirndurchblutungsstörung (Ischämie) | Meningitis | Morbus Parkinson | Schlaganfall (Apoplexie) |

1	Typischerweise kann es zu einer Halbseitenlähmung, Sensibilitäts- und Sprachstörungen kommen.	
2	Verschluss einer Hirnarterie, nachdem z. B. Kopfschmerzen, Schwindel und Sehstörungen aufgetreten sind.	
3	Eine Hirnarterie ist geplatzt, z. B. bei bestehender Hypertonie.	
4	Entzündung der Hirnhäute	
5	Entzündung des Gehirns	
6	Gehirnerschütterung	
7	„Schüttellähmung“	
8	zerebrale Krämpfe bei einem „elektrischen Gewitter im Gehirn“	

4. Erklären Sie die Bedeutung der Abkürzung FSME.

____

____

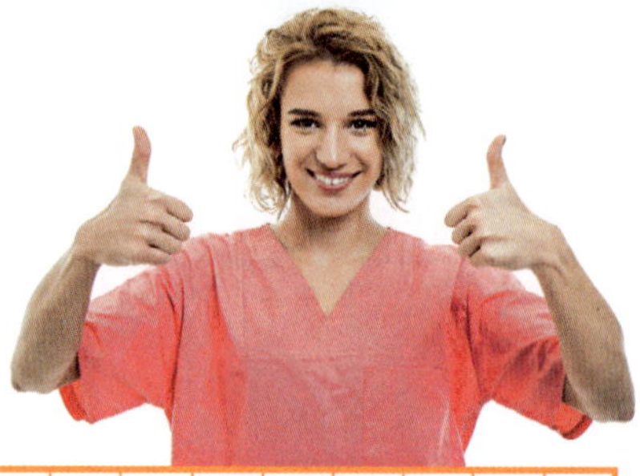

AB 58 Fachworttrainer Nervensystem

1. Lösen Sie das Rätsel. Gleiche Zahlen bedeuten gleiche Buchstaben.
ä=ae, ö=oe, ü= ue, ß=ss

1

5	7	4	1	13	4	12	9	8	5	13	18	12	4	5	22	4	12

werden im Halsbereich mit C1 – C8, im Brustbereich mit Th1 – Th12, im Lendenbereich mit L1 – L5 und im Kreuzbeinbereich mit S1 – S5 bezeichnet

2

20	3	15	7	2	5		1	4	5	4	14	5	2	18	21	3	12	8	20	3	18

Terminus für Gehirnflüssigkeit

3

17	7	5	8		9	8	11	4	5

harte Hirnhaut

4

12	4	5	22	7	18		11	5	3	10	4	9	3	12	7	18

steuert das Gefühl im Gesicht

5

21	8	5	8	18	6	9	21	8	11	19	3	13	7	18

regt die Verdauungstätigkeit an

6

8	21	2	21	20	4	25	3	4

Schlaganfall

7

18	6	9	21	8	11	19	3	13	7	18

steigert Puls und Blutdruck

8

22	4	5	20	8	4	12	10	4	5	11	4	18		9	8	5	13

ist die Verbindung des Gehirns mit dem Rückenmark

9

22	4	10	4	11	8	11	3	22	4	18		12	4	5	22	4	12	18	6	18	11	4	9

wird unterteilt in Sympathikus und Parasympathikus

10

18	4	12	18	3	14	20	4		12	4	5	22	4	12	24	8	18	4	5	12

leiten Reiz zum zentralen Nervensystem

AB 1 Rechtsfähigkeit und Geschäftsfähigkeit, Rechtsgeschäfte I

1. Kreuzen Sie die richtigen Aussagen zur Rechtsfähigkeit an.

		richtig	falsch
1	Rechtsfähig zu sein, bedeutet, dass man Rechte, aber auch Pflichten hat.		
2	Die Rechtsfähigkeit beginnt mit dem vollendeten 7. Lebensjahr.		
3	Tiere sind rechtsfähig, deshalb können sie als Erben eingesetzt werden.		
4	Natürliche Personen können rechtsfähig sein, juristische Personen nicht.		
5	Die Rechtsfähigkeit endet mit dem Tod.		

2. Ordnen Sie die Begriffe den Aussagen zu, indem Sie eine oder mehrere Ziffern einsetzen.

| 1 - natürliche Personen | 2 - juristische Personen des Privatrechts |
| 3 - juristische Personen des öffentlichen Rechts |

Gruppen von Personen	Bundesland Bayern	Frau Dr. May, Fachärztin für Allgemeinmedizin	Organisationen wie z. B. das DRK
Fußballverein Freizeitkicker	Stifung Warentest	Ärztekammer als Körperschaft des öffentlichen Rechts	alle Menschen von der Geburt bis zum Tod

3. Was versteht man unter der Geschäftsfähigkeit?

____

4. Kreisen Sie ein, ob die Aussagen auf ein einseitiges oder zweiseitiges Rechtsgeschäft zutreffen. Bei richtiger Beantwortung ergibt sich von oben nach unten gelesen ein anderes Wort für den Begriff „zweiseitiges Rechtsgeschäft".

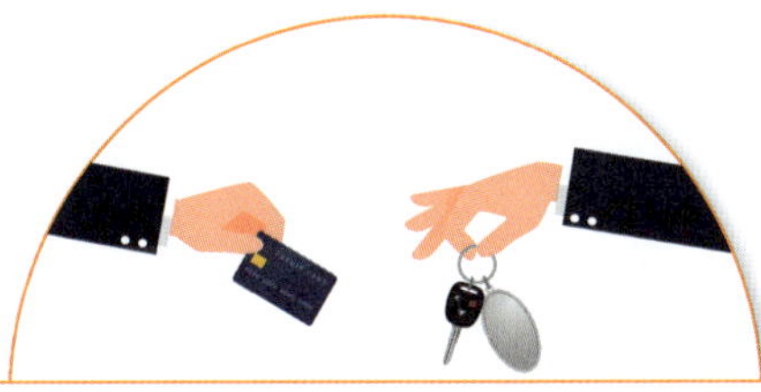

		trifft zu auf	
		einseitiges Rechtsgeschäft	zweiseitiges Rechtsgeschäft
1	Eine Kündigung ist ein Beispiel für ein empfangsbedürftiges Rechtsgeschäft.	V	U
2	Der Kaufvertrag über den Kauf eines Autos ist ein Beispiel hierfür.	A	E
3	Ein Schenkungsvertrag ist ein Beispiel hierfür.	H	R
4	Ein Testament ist ein Beispiel für ein nicht empfangsbedürftiges Rechtsgeschäft.	T	A
5	Die Willenserklärungen nennt man Antrag und Annahme.	S	R
6	Eine Person gibt eine Willenserklärung ab.	A	A
7	Mindestens zwei Personen geben übereinstimmende Willenserklärungen ab.	G	G

Lösung: ____

AB 2 Rechtsfähigkeit und Geschäftsfähigkeit, Rechtsgeschäfte II

1. Erklären Sie den Unterschied zwischen einem nichtigen und einem anfechtbaren Geschäft.

____

____

____

____

2. Ordnen Sie zu, ob die folgenden Geschäfte nichtig oder anfechtbar sind. Verbinden Sie die Aussagen und Geschäftsformen mit Linien.

Die MFA Jennifer kauft sich ein Handy einer bekannten Marke. Nach dem Auspacken stellt sie fest, dass es sich um eine Fälschung handelt.

Ein Arzt kündigt seiner MFA mündlich.

Die MFA Simone hat einen Gebrauchtwagen gekauft, der laut Verkäufer unfallfrei ist. Ihr Freund, der KFZ-Mechatroniker ist, stellt bei der Durchsicht in der Werkstatt fest, dass der Wagen mindestens einen Unfall hatte.

nichtiges Geschäft

Der Verkäufer eines Hauses droht damit, die Schlüssel für das Haus nur zu übergeben, wenn der neue Besitzer auch den Campingbus dazukauft.

anfechtbares Geschäft

Die MFA Paula schließt einen Ratenvertrag für ihr neues Handy ab. Sie muss 4 % Zinsen pro Monat zahlen.

Die fünfjährige Nadine kauft sich einen Teddybären im Wert von 30 Euro.

Ein Apotheker verkauft Betäubungsmittel zu hohen Preisen ohne Rezept.

3. Ordnen Sie die Aussagen den Stufen der Geschäftsfähigkeit zu. Setzen Sie die Ziffern ein.

| 1 - Geschäftsunfähigkeit | 2 - beschränkte Geschäftsfähigkeit | 3 - volle Geschäftsfähigkeit |

1	Sie besteht von der Geburt bis zum 7. Geburtstag	
2	Rechtsgeschäfte können ohne Zustimmung des gesetzlichen Vertreters abgeschlossen werden.	
3	Nur der gesetzliche Vertreter kann Rechtsgeschäfte abschließen.	
4	Rechtsgeschäfte können mit Zustimmung des gesetzlichen Vertreters abgeschlossen werden.	
5	Rechtsgeschäfte sind voll gültig.	
6	Sie besteht zwischen dem 18. Geburtstag und dem Tod.	
7	Rechtsgeschäfte sind nichtig.	
8	Rechtsgeschäfte sind schwebend wirksam.	
9	Sie besteht zwischen dem 7. und dem 18. Geburtstag.	

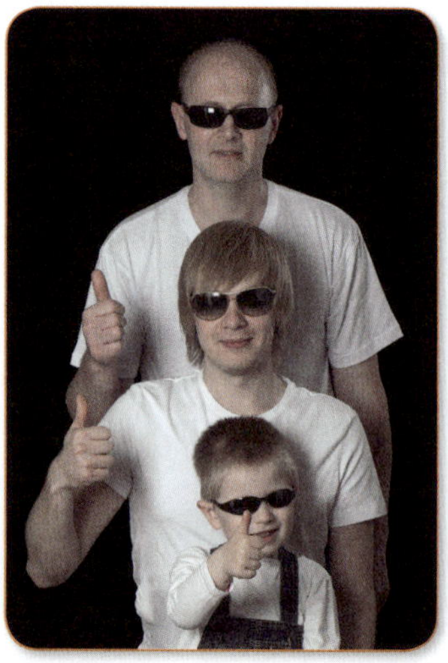

AB 3 Anfrage und Angebot

1. Nennen Sie Möglichkeiten, um Bezugsquellen zu ermitteln.

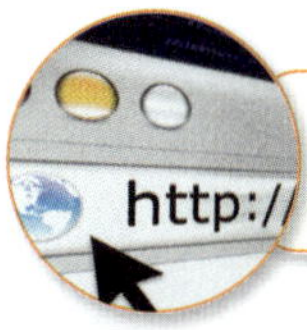

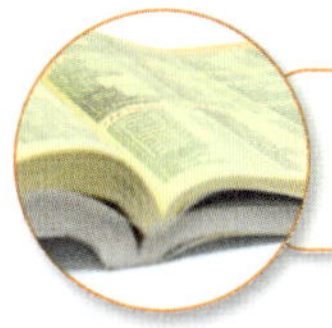

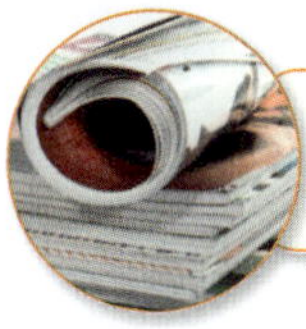

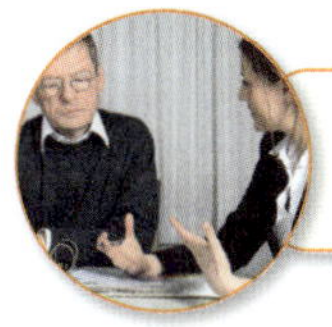

2. Kreuzen Sie an, ob die Aussagen auf die allgemeine oder die spezielle Anfrage zutreffen.

		allgemeine Anfrage	spezielle Anfrage
1	Darunter versteht man z. B. die Bitte um Zusendung eines Kataloges.		
2	Sie gibt Auskunft z. B. über die Qualität, den Preis und die Lieferzeit einer Ware.		
3	Sie ist unverbindlich.		
4	Sie richtet sich an die Allgemeinheit.		
5	Sie richtet sich an eine spezielle Person.		

3. Füllen Sie die Lücken im folgenden Text mit den folgenden Begriffen.

| allgemeine Anfrage | Angebot | Auftragsbestätigung | Bestellung | Rechnung | spezielle Anfrage |

Frau Dr. Müllers Praxis möchte neue Bürostühle kaufen. Sie als Mitarbeiterinnen sind an der Auswahl beteiligt. Sie richten zuerst eine ____________________ an eine Firma. Die Firma schickt Ihnen einen Katalog zu. Sie suchen gemeinsam 6 Stühle aus und möchten von der Firma wissen, welche Qualität die Stühle haben, ob es Rabatt gibt, wie lang die Lieferzeit ist, wie die Lieferungsbedingungen und wie die Zahlungsbedingungen sind. Dies nennt man ____________________. Die Firma macht Frau Dr. Müller ein schriftliches ____________, in dem alle Fragen, die Sie hatten, beantwortet werden. Sie schicken der Firma eine schriftliche ____________ und erhalten von der Firma eine ____________________. Die Firma liefert die Stühle und schickt eine Woche später eine ____________. Ihre Chefin bezahlt die Rechnung.

4. Tragen Sie ein, wann ein Angebot angenommen werden muss, wenn es in folgenden Formen erfolgt.

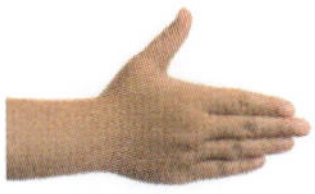

	Das Angebot erfolgt ...				
	mündlich	telefonisch	per E-Mail	per Fax	per Brief
Zeitpunkt der Annahme des Angebotes					

AB 4 Inhalte des Kaufvertrags, Preisnachlass

1. Ordnen Sie die Inhalte eines Angebots bzw. eines Kaufvertrags den Beschreibungen zu. Setzen Sie die Ziffern in die Kästchen ein.

1. Art und Güte der Ware
2. Lieferzeit
3. Verpackungs-/Lieferkosten
4. Zahlungsbedingungen
5. Preisnachlass
6. Erfüllungsort
7. Gerichtsstand

- ◯ Hierzu gehören Rabatte und Skonto.
- ◯ Es ist der Ort, an dem die Vertragspartner ihre Verpflichtungen erfüllen. Für den Verkäufer ist es der Ort, des Firmensitzes und für den Käufer der Ort, an dem er die gekaufte Ware bezahlt.
- ◯ Wenn nichts anderes vereinbart wurde, hat die Ware eine mittlere Qualität.
- ◯ Diese Kosten trägt der Käufer, wenn mit dem Verkäufer nichts anderes vereinbart wurde.
- ◯ Die Zahlung kann bei Lieferung, nach Lieferung oder vor der Lieferung erfolgen (Vorauskasse).
- ◯ Dies ist der Ort, an dem der Käufer verklagt werden kann, wenn er z. B. die Ware nicht bezahlt.
- ◯ Es kann z. B. ein festes Datum oder ein Zeitraum für die Lieferung festgelegt werden.

2. Ergänzen Sie, um welche Art von Preisnachlass/Preisrabatt es sich bei den Beschreibungen handelt.

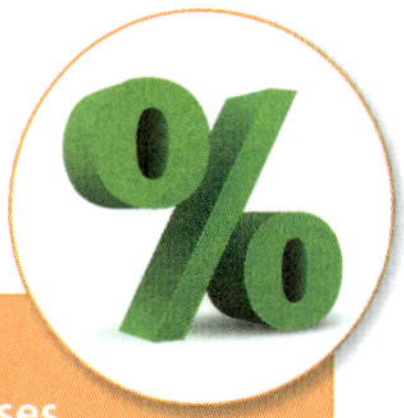

	Beschreibung	Art des Preisnachlasses
1	Beim Fachhandel für Medizinprodukte Sanitas verringert sich der Preis für Einmalhandschuhe pro Packung, wenn man mehr als 20 Packungen bestellt.	
2	Die Bäckerei Brotkunst feiert 25-jähriges Jubiläum. Deshalb kosten alle Backwaren 25 % weniger.	
3	Frau Dr. Meier bezahlt die Rechnung für Druckerpapier nach 2 Tagen und kann deshalb 3 % vom Endpreis abziehen.	
4	Frau Dr. Meier ist seit 25 Jahren Kundin im Einrichtungsgeschäft Müller & Co. Deshalb zahlt sie 10 % weniger als Kunden, die noch nicht so lange bei Müller & Co. einkaufen.	
5	Ein Hersteller für Desinfektionsmittel hat ein neues Flächendesinfektionsmittel entwickelt. Er verkauft es nun in den ersten drei Monaten zu einem besonders günstigen Preis.	

AB 5 Kaufvertragsarten, Kaufvertragsabschluss

1. Ordnen Sie die Arten von Kaufverträgen den Beispielen zu. Setzen Sie die Ziffern ein.

| 1 - Fixkauf | 2 - Kauf als Fernabsatzvertrag | 3 - Kauf auf Abruf | 4 - Kauf auf Probe |
| 5 - Kauf nach Probe | 6 - Kauf zur Probe | 7 - Ratenkauf |

- ○ Im Kaufvertrag ist ein genauer Liefertermin festgehalten.
- ○ Der Kaufvertrag wurde z. B. im Internet abgeschlossen.
- ○ Der Käufer bestellt zunächst eine kleine Menge einer Ware und stellt dem Verkäufer in Aussicht, dass er mehr von dieser Ware bestellen wird, wenn die Ware ihm gefällt.
- ○ Eine Warenprobe wird vom Kunden getestet. Im Kaufvertrag werden die Eigenschaften der zuvor getesteten Probe festgelegt. Der Verkäufer muss die Ware dann genauso liefern.
- ○ Der Käufer kann innerhalb einer bestimmten Frist entscheiden, ob er die Ware behalten möchte oder nicht.
- ○ Es wird eine große Menge an Waren bestellt, die aber in Teilmengen vom Käufer beim Verkäufer abgerufen werden kann.
- ○ Im Kaufvertrag wird festgelegt, dass der Preis in mehreren Raten zu zahlen ist.

- ○ Die Praxis hat 100 Pakete DIN A4-Papier bestellt und lässt sich jeden Monat 10 Pakete liefern.
- ○ Die MFA aus der Praxis Dr. Müller haben auf einer Messe eine Pflegecreme ausprobiert und sind begeistert. Sie bestellen 10 Tuben.
- ○ Die Firma, die das EKG-Gerät an die Praxis liefert, sagt die Lieferung für den 12. Januar zu.
- ○ Die MFA Rita Müller bestellt Händedesinfektionsmittel online beim Händler für Medizinbedarf.
- ○ Die Praxis bestellt zunächst eine kleine Menge Ultraschallgel, um es auszuprobieren. Sollte dem Arzt das Gel zusagen, wird die Praxis mehr davon bestellen.
- ○ Dr. Müller hat ein Ultraschallgerät gekauft, dessen Preis er in Raten zahlen wird.
- ○ Die MFA kauft für sich und ihre Kolleginnen einheitliche T-Shirts für die Praxis. Sollten diese den Kolleginnen nicht gefallen, kann sie sie innerhalb von 14 Tagen zurückschicken.

2. Ergänzen Sie die Lücken in den Kästchen zum Abschluss eines Kaufvertrages.

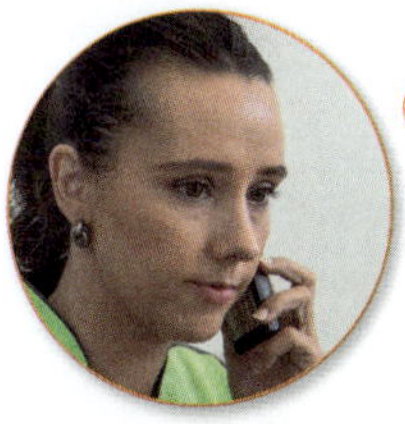

Liefern Sie uns bitte 25 l entmineralisiertes Wasser.

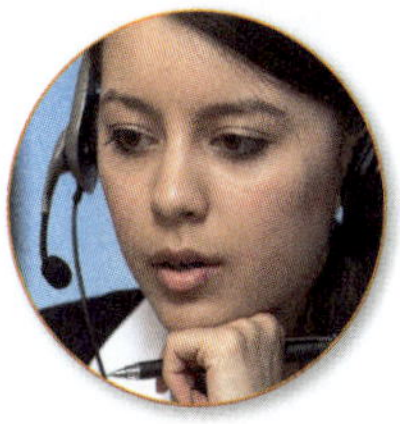

Gern, wir liefern morgen Nachmittag.

[ ] ← Übereinstimmung → [ ]

↘ [ ] ↙

AB 6 Kaufvertragsarten, Angebotsvergleich

1. Ordnen Sie den verschiedenen Arten von Verträgen die Aussagen zu. Setzen Sie Kreuze.

		Miet-vertrag	Darlehens-vertrag	Werk-vertrag	Dienst-vertrag	Wartungs-vertrag
1	Der Malermeister Klar renoviert die Praxis. Dies wurde schriftlich vereinbart. Frau Dr. Müller ist von Herrn Klars Arbeit begeistert.					
2	Der Sanitärinstallateur Schwarz bietet Frau Schlicht an, ihre Heizungsanlage einmal pro Jahr zu überprüfen.					
3	Frau Dr. Müller untersucht die Patientin Frau Fritz und entfernt bei ihr einen Glassplitter am rechten Handballen.					
4	Frau Schlicht kauft eine neue Wohnzimmereinrichtung und muss dafür 2500 Euro als Kredit aufnehmen.					
5	Frau Weiß mietet eine 3-Zimmer-Wohnung und schließt dazu schriftlich einen Vertrag.					

2. Frau Dr. Müller übernimmt die Kosten für die Berufskleidung der 4 MFA in der Praxis. Einmal im Jahr bestellen Sie auf Praxiskosten je 3 Hosen und je 6 Polohemden für alle Mitarbeiterinnen. Vergleichen Sie die 3 Angebote und entscheiden Sie, welches das günstigste Angebot ist..

Fashion for MFA

Hose: 36,– zzgl. USt.
Polohemd: 24,– zzgl. USt.

Zahlungsbedingungen:
2 % Skonto bei Zahlung innerhalt von 7 Tagen

Versandkosten: 35 € pauschal

Textilmed.24

Hose: 30,– zzgl. USt.
Polohemd: 30,– zzgl. USt.

Zahlungsbedingungen:
5 % Skonto bei Zahlung innerhalb von 7 Tagen

Ab einem Bestellwert von 100 € keine Versandkosten

Clinicdress

Hose: 35,– inkl. USt.
Polohemd: 35,– inkl. USt.
Zahlungsbedingungen:
3 % Skonto bei Zahlung innerhalb von 14 Tagen
Mengenrabatt ab einer Bestellung von mehr als 10 Teilen eines Artikels: 10 %
Lieferkosten: keine

	Fashion for MFA		Berufskleidung GmbH		Clinicdress	
Hosen	je		je		je	
Polohemden	je		je		je	
Zwischensumme						
– Rabatt						
Einkaufspreis						
– Skonto						
+ Lieferkosten						
Bezugspreis						
+ 19 % USt.						
Endpreis in €						

Entscheidung: ______________________________

AB 7 Rechte und Pflichten, Kaufvertragsstörungen

1. Welche Rechten und Pflichten ergeben sich für Käufer und Verkäufer aus einem Kaufvertrag?

	Käufer	Verkäufer
Rechte		
Pflichten		

2. Kaufvertragsstörungen können sowohl vom Verkäufer als auch vom Käufer ausgehen.
Ordnen Sie die Störungen zu. Setzen Sie Kreuze.

		vom Verkäufer verursacht	vom Käufer verursacht
1	Annahmeverweigerung des Geldes		
2	Annahmeverzug		
3	Lieferungsverzug		
4	mangelhafte Lieferung		
5	Zahlungsverzug		

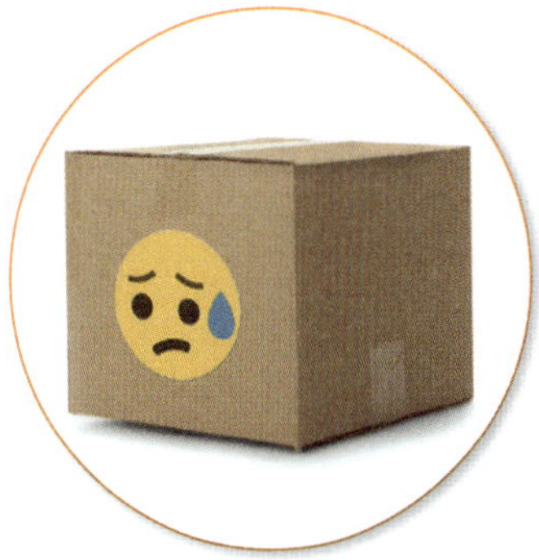

3. In den folgenden Beispielen ist Ware mit Mängeln geliefert worden. Ordnen Sie zu, um welchen Mangel es sich bei den folgenden Beispielen handelt. Verbinden Sie mit Linien.

fehlerhafte Ware

zu wenig Ware

schlechte Qualität

Im Prospekt steht: Handschuhe desinfektionsmittelfest.
Beim Gebrauch im Desinfektionsbad lösen sie sich auf.

Die Handcreme für den Wandspender ist verschimmelt.

Die Türen am Aktenschrank wurden verkehrt herum angebracht.

Es werden rosa T-Shirts geliefert. Die Praxis hatte weiße bestellt.

Das neue Handy hat einen Sprung im Display.

Es wird eine Packung Handschuhe geliefert statt zehn Packungen.

Montagemangel

nicht eingehaltene Werbeaussage

falsche Ware

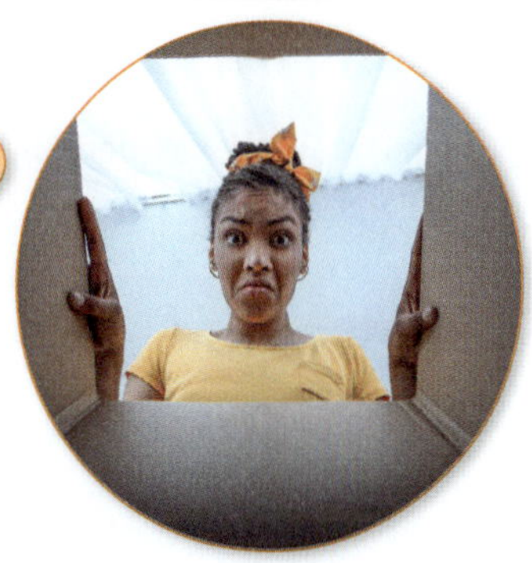

AB 8 Pflichtverletzungen, Haftung, Mängelanzeige, Rechte des Käufers und Verkäufers

1. Erklären Sie, wann ein Rechtsmangel vorliegt und beschreiben Sie ein Beispiel.

____

____

____

____

2. Wie lange muss der Verkäufer für seine Ware haften, wenn er sie an einen privaten Kunden verkauft?

bei neuer Ware	
bei gebrauchter Ware	

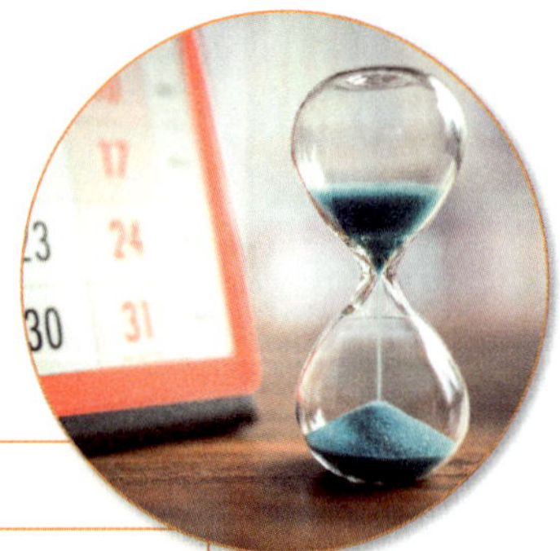

3. Innerhalb welcher Fristen muss ein Käufer Mängel an der gekauften Ware anzeigen?

offene Mängel	
versteckte Mängel	

4. Welche Rechte hat ein Käufer, wenn er mangelhafte Ware erhalten hat? Nennen Sie vier Rechte.

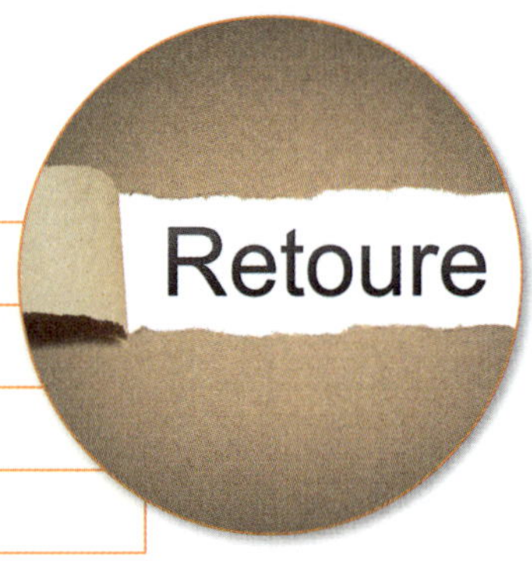

1	
2	
3	
4	

5. Die Praxis Frau Dr. Müller hat für die Küche einen neuen größeren Kühlschrank bestellt. Er sollte laut Kaufvertrag am 1. Juni geliefert werden. Leider ist der Kühlschrank an diesem Tag nicht geliefert worden. Der Fachhändler hat sich auch nicht gemeldet. Frau Dr. Müller ruft beim Fachhändler an und erfährt, dass der Kühlschrank nicht mehr in den Lieferwagen passte und deshalb nicht geliefert werden konnte. Welche Möglichkeiten hat Frau Dr. Müller jetzt? Setzen Sie die korrekten Begriffe in die Lücken.

Frau Dr. Müller kann eine ______________ setzen und auf ________________ bestehen. Sie könnte auch ________________ verlangen, weil evtl. Lebensmittel verdorben sind.

Der Fachhändler verspricht die Lieferung für den **nächsten Tag**. Frau Dr. Müller ist einverstanden. Aber auch am 2. Juni wird der Kühlschrank nicht geliefert. Frau Dr. Müller telefoniert wieder und erfährt, dass der Kühlschrank beim Hineinheben in den Lieferwagen heruntergefallen ist und deshalb kaputt gegangen ist. Frau Dr. Müller ist verärgert. Welche Möglichkeiten hat Frau Dr. Müller jetzt?

Sie kann vom Kaufvertrag ______________. Sie könnte auch zusätzlich ________________ verlangen.

AB 9 Zahlungsverzug, Fachworttrainer Kaufvertrag

1. Die Praxis von Frau Dr. Müller hat eine Privatliquidation (Datum: 2. Juli) an ihre Patientin Frau Meyer verschickt mit der Aufforderung, die Rechnung spätestens am 1. August zu zahlen. Frau Meyer hat bis zum 2. August die Rechnung jedoch nicht bezahlt. Es besteht nun Zahlungsverzug. Welche Möglichkeiten hat Frau Dr. Müller jetzt?

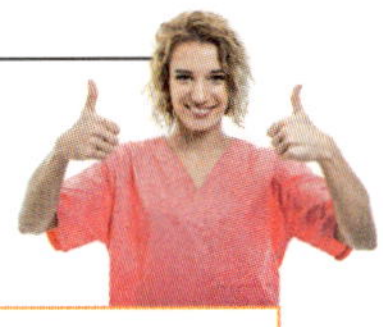

2. Ordnen Sie die Begriffe den Erklärungen zu. Setzen Sie die Ziffern ein.

1	anfechtbares Geschäft
2	Anfrage
3	Angebot
4	Annahmeverzug
5	Fixkauf
6	Geschäftsfähigkeit
7	Gläubiger
8	Kauf als Fernabsatzvertrag
9	Kauf auf Abruf
10	Kauf auf Probe
11	Kauf nach Probe
12	Kauf zur Probe
13	Kaufvertrag
14	Lieferverzug
15	mangelhafte Lieferung
16	Minderung
17	Nacherfüllung
18	nichtiges Geschäft
19	Rabatt
20	Ratenkauf
21	Rechtsfähigkeit
22	Rechtsmangel
23	Sachmangel
24	Schuldner
25	Skonto
26	Zahlungsverzug

	Der Käufer nimmt die Ware nicht an.
	Der Käufer hat eine große Menge Ware gekauft, lagert diese aber beim Verkäufer und ruft kleinere Teilmengen ab.
	Der Käufer hat zunächst eine kleine Menge gekauft und kann später eine größere Menge kaufen
	Der Preis für die Ware wird in mehreren Teilen gezahlt
	Die Lieferung von Waren erfolgt mit verschiedenen Fehlern.
	Die Ware weist Mängel auf, z. B. eine falsche Farbe oder eine falsche Größe.
	Der Käufer zahlt nicht rechtzeitig.
	Der Kauf erfolgt im Internet oder bei einem Versandhandel.
	Ein Geschäft, das nicht gültig ist.
	Person, die Geld schuldet, z. B. für gekaufte Ware.
	eine Bitte um Auskunft
	Der Verkäufer kann die Ware nicht zum abgesprochenen Zeitpunkt liefern.
	Die Fähigkeit, Rechte auszuüben und Pflichten zu übernehmen.
	Etwas, das vorgeschlagen wird.
	Der Käufer möchte, dass ein Mangel an der gelieferten Ware beseitigt wird, dann kann sie ihm erneut geliefert werden.
	Die Fähigkeit, Geschäfte zu tätigen.
	Preisnachlass für vorzeitige Zahlung
	Vertrag zwischen Käufer und Verkäufer
	Der Käufer kann innerhalb einer Frist entscheiden, ob er die gekaufte Ware behalten möchte oder nicht.
	Der Verkäufer besitzt zwar die Ware, sie gehört ihm aber nicht, z. B. weil sie Diebesgut ist.
	Preisminderung aus verschiedenen Gründen
	Die bestellte Ware wird zu einem festgelegten Termin geliefert.
	Der Käufer schließt einen Kaufvertrag nach einer Probe ab, der Verkäufer muss genau die Ware liefern, die der Käufer getestet hat.
	Ein Geschäft, das z. B. durch eine Drohung oder arglistige Täuschung zustande gekommen ist.
	Preisnachlass aufgrund von Kaufvertragsstörungen
	Person, die Forderungen an einen Schuldner hat bzw. derjenige, der für gelieferte Ware Geld bekommt.

AB 10 Zahlungsarten, Quittungsausstellung, Kontoeröffnung

1. Welche drei Möglichkeiten der Zahlung gibt es? Ergänzen Sie.

① B	② H Z	③ B Z

2. Ordnen Sie die folgenden Aussagen den Zahlungsmöglichkeiten zu.
Setzen Sie die Ziffern aus Aufgabe 1. ein.

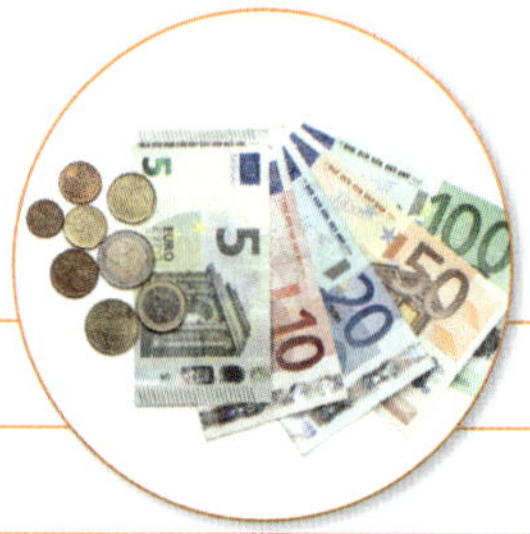

		Lösung
1	Beispiele sind der Dauerauftrag und das Onlinebanking.	
2	Das Geld wird persönlich übergeben.	
3	Hierzu zählen die Zahlung per Zahlschein und die Zahlung per Nachnahme.	
4	Hierfür benötigen Zahler und Zahlungsempfänger ein Konto.	
5	Der Zahler sollte sich eine Quittung aushändigen lassen.	
6	Der Käufer zahlt einen Geldbetrag bei einer Bank ein. Dieser Betrag wird dem Konto des Empfängers gutgeschrieben.	
7	Weder Zahler noch Empfänger benötigen hierfür ein Konto.	

3. Eine Patientin bezahlt eine Privatrechnung bar in der Praxis. Die MFA Frau Weiß stellt eine Quittung aus. Schauen Sie sich die Quittung an und markieren Sie die Fehler. Korrigieren Sie die Fehler.

Quittung Nr. ______ 10/2021

Betrag 172,72 € incl. MwSt. — % Betrag €

Betrag in Worten einhundertzweiundzwanzig

von Praxis Frau Dr. Müller

an Fr. E. Schuhmann

für Privatrechnung Nr. 1357

Datum 12.06.XX Ort Hamburg

Stempel/Unterschrift i. A. L. Weiß

Praxis Dr. Müller
Elbwiese 5
29988 Hamburg

GNU/FDL

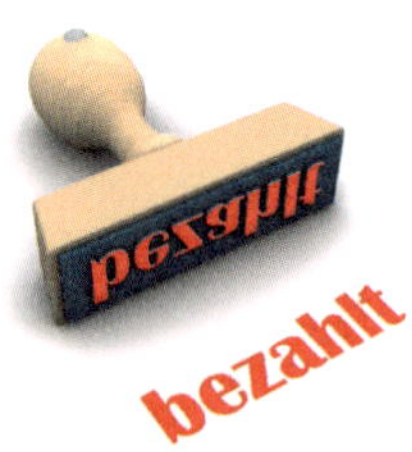

4. Dilan Özkan fängt am 1. August eine Ausbildung zur MFA an. Sie ist 17 Jahre alt. Sie möchte ein Girokonto bei der Bank eröffnen, damit ihre Ausbildungsvergütung dorthin überwiesen werden kann. Welche Voraussetzungen müssen dafür erfüllt sein und was muss sie bei der Bank vorzeigen und was muss sie hinterlegen?

1	
2	
3	
4	

AB 11 Girokonto, Zahlung per Zahlschein und per Nachnahme

1. Nennen Sie fünf Möglichkeiten, wofür ein Girokonto genutzt werden kann.

1	
2	
3	
4	
5	

2. Vervollständigen Sie die Schaubilder zur Zahlung mit Zahlschein und zur Zahlung per Nachnahme.

Zahlung mit Zahlschein

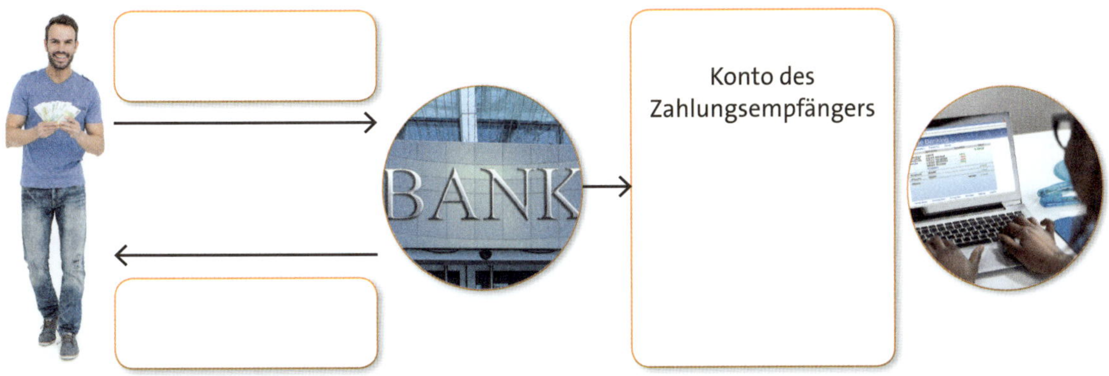

Zahlung per Nachnahme

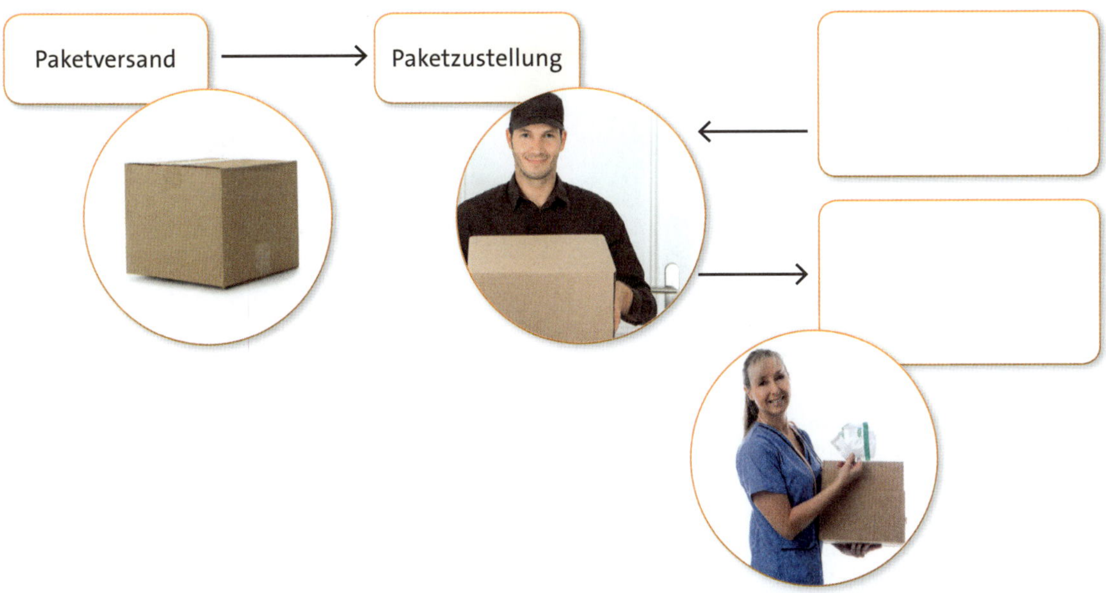

AB 12 Überweisung, Dauerauftrag und Lasteinzugsverfahren

1. Für bargeldlose Zahlungen werden häufig Überweisungen verwendet. Geben Sie an, wofür die folgenden Abkürzungen auf der Überweisung stehen.

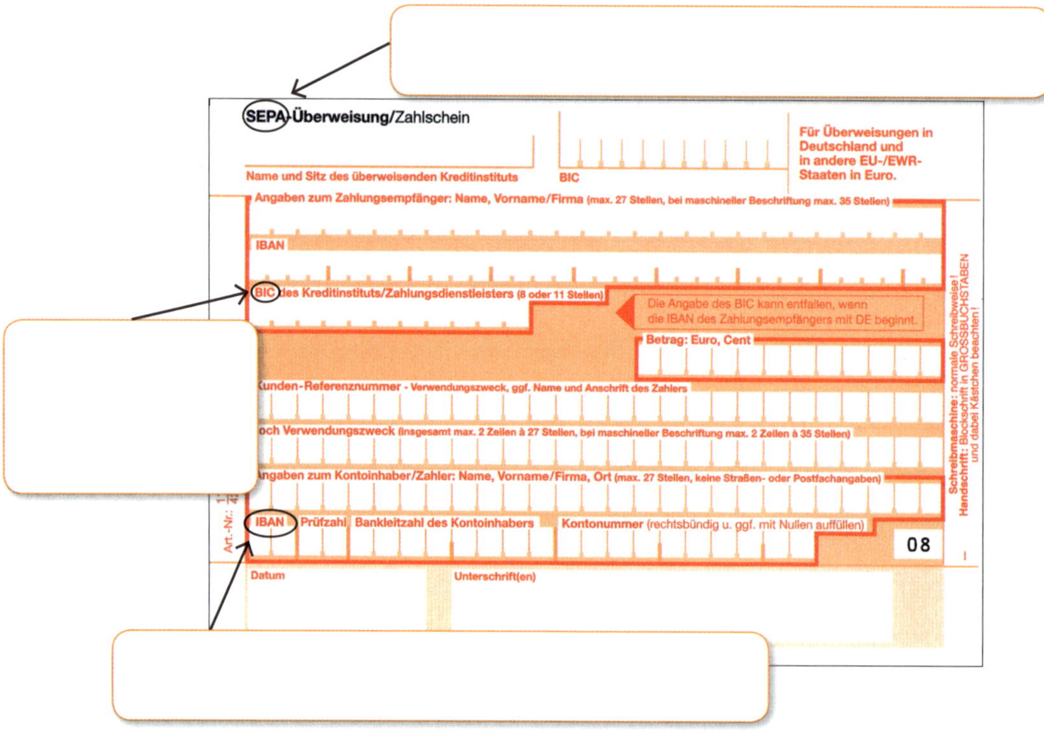

2. Geben Sie an, woraus sich die internationale Bankkontonummer zusammensetzt.

1	
2	
3	
4	

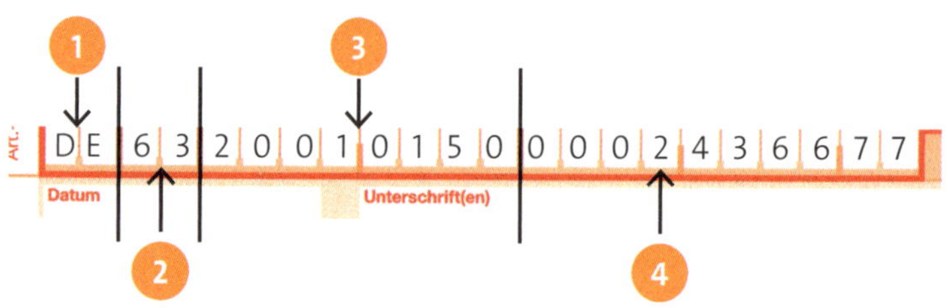

3. Kreuzen Sie an, ob die folgenden Aussagen auf den Dauerauftrag und/oder das Lastschrifteinzugsverfahren zutreffen.

		Dauer-auftrag	Lastschrift-einzugsverfahren
1	Gleichbleibende Beträge sollen überwiesen werden.		
2	Unterschiedlich hohe Beträge sollen überwiesen werden.		
3	Ein Beispiel ist die Überweisung der Miete.		
4	Die Beträge werden in unregelmäßigen Abständen überwiesen.		
5	Ein Beispiel ist die Überweisung der Telefonkosten.		
6	Die Beträge werden in regelmäßigen Abständen überwiesen.		
7	Man benötigt ein Girokonto.		

Lernfeld 6 BOV/WIRTSCHAFT

AB 13 Girocard, Kreditkarten, Electronic Cash, Lastschriftverfahren

1. Nennen Sie Vorteile einer Zahlung mit Karten (girocard, Kreditkarte).

____

____

2. Ordnen Sie die Aussagen der Kreditkarte und/oder der girocard zu. Verbinden Sie mit Linien.

- Man benötigt ein Girokonto.
- Diese Karte wird ohne Gebühr zur Verfügung gestellt.
- Mit dieser Karte kann man am Automaten Bargeld abheben.
- Man muss der Firma eine Einzugsermächtigung erteilen, damit diese die Beträge per Lastschrift abbuchen kann.

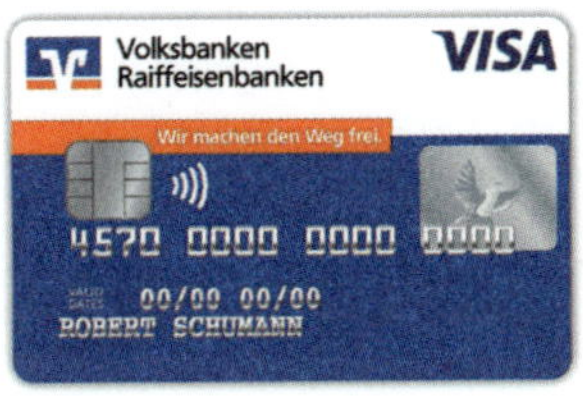

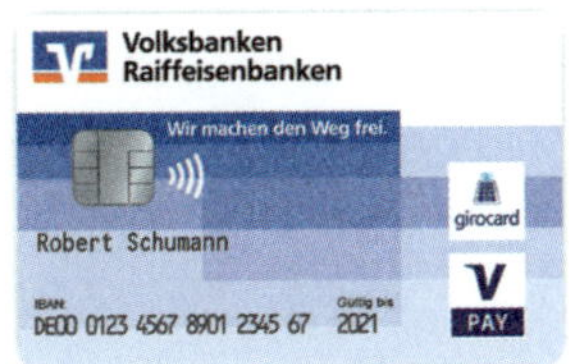

- Es wird meist eine Jahresgebühr erhoben.
- Mit dieser Karte kann man innerhalb eines Tages oder einer Woche nur eine bestimmte Geldmenge abheben.
- Diese Karte wird häufig verwendet für das Bezahlen am Ort des Einkaufs.
- Man erhält monatlich eine Abrechnung über die gezahlten Beträge.

3. Sie haben eine neue girocard von Ihrer Bank erhalten. Nennen Sie Möglichkeiten, wie Sie sich vor Missbrauch der Karte schützen können.

____

____

____

____

4. Beim Bezahlen mit der girocard gibt es zwei Möglichkeiten: das Electronic Cash-Verfahren und das Elektronische Lastschriftverfahren (ELV). Ordnen Sie die Aussagen dem jeweiligen Verfahren zu.

| 1 - Electronic Cash | 2 - Elektronisches Lastschriftverfahren |

	Aussage	
1	Das System prüft, ob die Karte gesperrt ist oder ob kein Guthaben auf dem Konto ist.	
2	Der Händler trägt das Risiko eines Betruges.	
3	Der Kunde kann die girocard über das Terminal halten (kontaktlose Zahlung).	
4	Der Kunde unterschreibt die Lastschrift und erteilt damit eine Einzugsermächtigung.	
5	Der Rechnungsbetrag wird innerhalb Sekunden vom Girokonto des Kunden abgebucht.	
6	Der Rechnungsbetrag wird per Lastschrift vom Konto des Kunden abgerufen.	
7	Es wird nicht geprüft, ob die Karte gesperrt ist.	

AB 14 Bargeldloser Zahlungsverkehr

1. Im bargeldlosen Zahlungsverkehr gibt es viele Symbole, z. B. auf der girocard. Nennen Sie Einsatzmöglichkeiten und geben Sie an, was man dafür benötigt. Ein Beispiel ist vorgegeben.

	Verwendungsmöglichkeit	Was wird benötigt?
1 VISA	weltweites bargeldloses Bezahlen mit Karte oder Handy im stationären Handel, im Internet oder in Apps; Abheben von Bargeld (je nach kartenausgebender Bank)	Visa Kredit- oder Debitkarte oder mobiles Endgerät, in dem die Karte hinterlegt ist. Je nach Bank/Händler ggf. Unterschrift oder PIN.
2 mastercard.		
3 girocard		
4 V PAY		
5 cirrus.		
6 maestro.		
7 girogo		
8 SEPA Lastschrift		
9 kontaktlos		

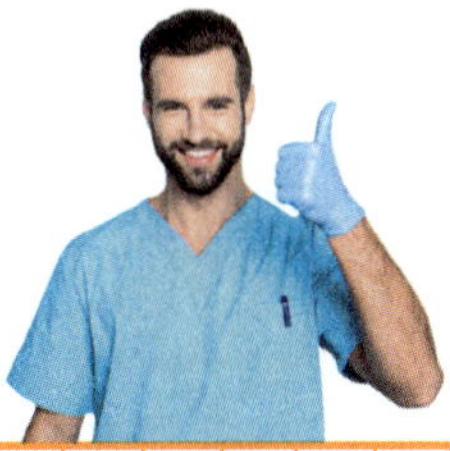

AB 15 Fachworttrainer Zahlungsverkehr

1. Lösen Sie das Rätsel zu wichtigen Begriffen im Zahlungsverkehr.

1	2 1 18 26 1 8 12 21 14 7	Bei dieser Art der Zahlung wird Geld z. B. vom Käufer an den Verkäufer übergeben.
2	8 1 12 2 2 1 18 5 [ ] 26 1 8 12 21 14 7	Bei dieser Art der Zahlung benötigt der Zahlungsempfänger oder der Zahlungspflichtige ein Konto.
3	2 1 18 7 5 12 4 12 15 19 5 [ ] 26 1 8 12 21 14 7	Bei dieser Art der Zahlung benötigen der Zahlungsempfänger und der Zahlungspflichtige ein Konto.
4	15 14 12 9 14 5 2 1 14 11 9 14 7	Moderne Art, seine Bankgeschäfte jederzeit und überall zu erledigen.
5	7 9 18 15 11 15 14 20 15	Das benötigt man, wenn man z. B. Miete abbuchen lässt.
6	26 1 8 12 19 3 8 5 9 14	Damit kann man Bargeld auf ein Konto einzahlen.
7	14 1 3 8 14 1 8 13 5	Vorgang, bei dem bestellte Ware beim Postzusteller bezahlt wird.
8	19 5 16 1	Abkürzung für den einheitlichen Europäischen Zahlungsraum.
9	16 9 14	Abkürzung für die persönliche Identifikationsnummer.
10	2 9 3	Abkürzung für den internationalen Bank Code.
11	9 2 1 14	Abkürzung für die internationale Bankkontonummer.
12	4 1 21 5 18 1 21 6 20 18 1 7	Dieser wird für regelmäßig wiederkehrende Zahlungen in gleicher Höhe erteilt.
13	12 1 19 20 19 3 8 18 9 6 20 5 9 14 26 21 7 19 22 5 18 6 1 8 18 5 14	Hiermit können verschieden hohe Beträge zu unterschiedlichen Zeiten vom Konto abgebucht werden.
14	7 9 18 15 3 1 18 4	Dies ist der neuere Name für die Electronic Cash Karte.

AB 16 Zahlungsverzug, Mahnverfahren, Verjährung

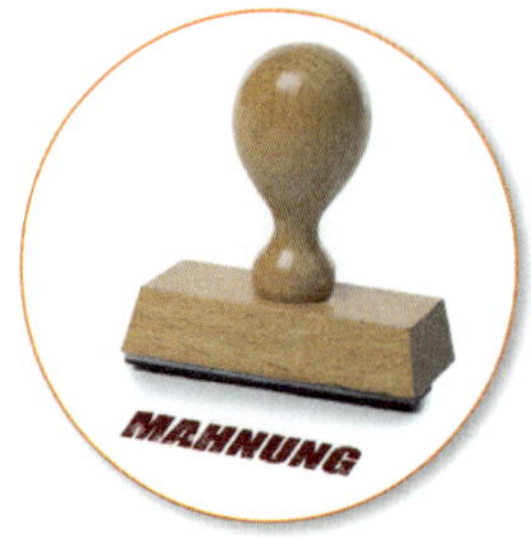

1. In Frau Dr. Müllers Praxis gibt es viele Privatpatienten. Sie erhalten regelmäßig Rechnungen. Wann würden diese Patienten nach dem Bürgerlichen Gesetzbuch in Zahlungsverzug geraten? Nennen Sie drei Möglichkeiten.

____

____

____

____

____

2. Frau Becker hat eine Rechnung über 1722,57 Euro für ärztliche Leistungen erhalten. Sie zahlt trotz Erinnerungen und Mahnungen nicht. Deshalb möchte Frau Dr. Müller jetzt das gerichtliche Mahnverfahren einleiten. In welcher Reihenfolge muss nun vorgegangen werden? Bringen Sie die Schritte in die richtige Reihenfolge. Bei richtiger Lösung ergibt sich als Lösungswort aus der Reihenfolge der Schritte ein anderes Wort für Zwangsvollstreckung.

	Das Amtsgericht schickt Frau Becker den Mahnbescheid zu.	Ä
	Der Gerichtsvollzieher beschlagnahmt daraufhin den Zweitfernseher und das Zweithandy von Frau Becker.	N
	Frau Becker reagiert wieder nicht. Der Gerichtsvollzieher kommt zu ihr. Frau Becker teilt dem Gerichtsvollzieher mit, dass sie die Rechnung nicht bezahlen kann.	U
	Frau Dr. Müller beantragt, dass das Gericht einen Vollstreckungsbescheid erlässt.	D
	Frau Dr. Müller besorgt sich einen Antrag auf Erlass eines Mahnbescheides.	P
	Sie füllt den Antrag aus und schickt ihn an das zuständige Amtsgericht.	F
	Wenn Frau Becker nicht zahlt, wird der Gerichtsvollzieher die beschlagnahmten Sachen versteigern.	G
	Frau Becker reagiert 14 Tage lang nicht.	N

1	2	3	4	5	6	7	8

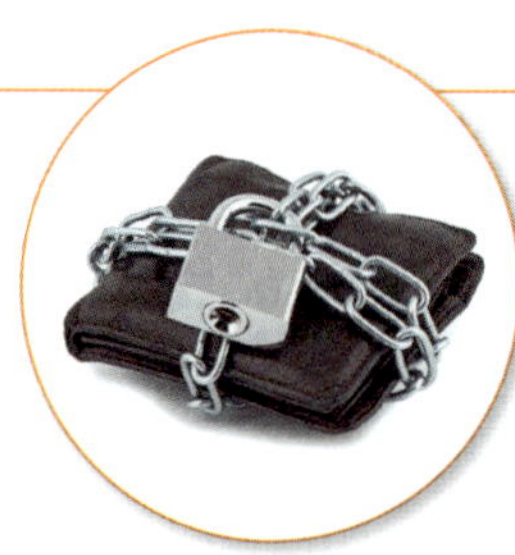

3. Erklären Sie den Begriff Verjährung.

____

____

____

4. Kreuzen Sie an, in welchem Gesetzbuch Vorschriften zur Verjährung zu finden sind.

Strafgesetzbuch (StGB)		Handelsgesetzbuch (HGB)	
Sozialgesetzbuch (SGB)		Bürgerliches Gesetzbuch (BGB)	

AB 17 Verjährung

1. Es gibt verschiedene Verjährungsfristen. Verbinden Sie zusammengehörende Felder mit einer Linie.

- Anspruch z. B. aus einem Gerichtsurteil
- Anspruch aus Rechten an Grundstücken
- Anspruch aus Mängel an Bauwerken

- 5 Jahre
- 2 Jahre
- 30 Jahre
- 3 Jahre
- 10 Jahre

- Haftung für mangelhafte Lieferung von Waren
- regelmäßige Verjährungsfrist für alle Ansprüche

2. Herr Becker hat von Frau Dr. Müller eine Rechnung am 24.10.2021 erhalten.

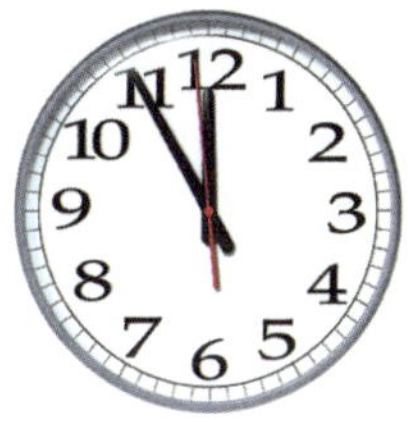

a. Wann fängt die normale Verjährungsfrist an?

____

b. Wann endet die normale Verjährungsfrist in diesem Fall?

____

c. Wann beginnen alle anderen Verjährungsfristen?

____

3. Nennen Sie mindestens drei Gründe, wodurch eine Verjährung gehemmt werden kann.

____

____

____

____

____

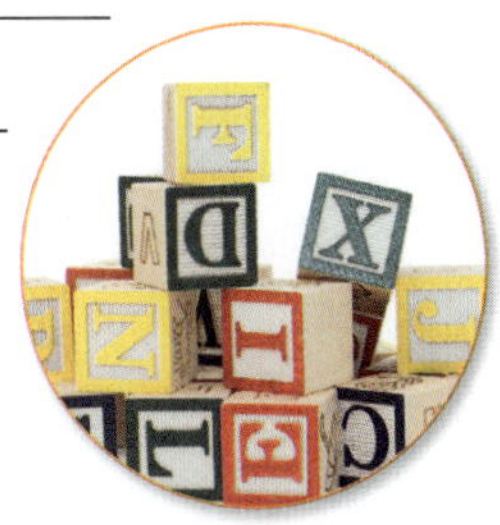

4. Im folgenden Text sind die Buchstaben der Wörter für die Lücken durcheinandergeraten. Bringen Sie die Buchstaben in die richtige Reihenfolge und ergänzen Sie die Lücken.

Bei der (e|g|h|m|m|n|u) ______________ verlängert sich die (ä|e|f|g|h|i|j|n|r|r|r|s|s|t|u|v) ______________ um die Dauer der Hemmung. Wenn z. B. Gläubiger und Schuldner über einen (a|c|h|n|p|r|s|u) ______________ verhandeln, ist die Verjährung für die Dauer der (a|d|e|e|g|h|l|n|n|n|r|u|v) ______________ gehemmt. Wenn Gläubiger und Schuldner sich geeinigt haben, ist die Hemmung beendet und die Verjährung tritt dann frühestens nach 3 weiteren (a|e|m|n|n|o|t) ______________ ein.

AB 18 Lagerorganisation, Lagerbestände

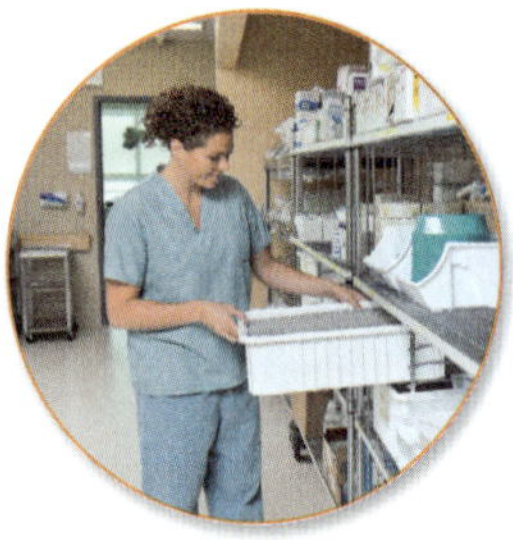

1. a. Frau Dr. Müllers Praxis ist umgebaut worden und hat einen großen Lagerraum erhalten. Bisher sind alle Verbrauchsmaterialien im Sprechzimmer der Ärztin gelagert worden. Eigentlich möchte Frau Dr. Müller, dass das so bleibt. Sie würde den hinzugekommenen Raum gern anders nutzen. Mit welchen Argumenten könnten Sie sie überzeugen, dass ein Lagerraum für eine größere Lagerhaltung sinnvoll ist?

____

____

____

____

____

____

b. Frau Dr. Müller ist skeptisch wegen der größeren Lagerhaltung. Welche Nachteile könnte Frau Dr. Müller nennen?

____

____

____

2. Ordnen Sie den Begriffen zum Warenbestand den Aussagen zu.
Verbinden Sie mit Linien.

Dieser Bestand ist erreicht, wenn man neue Ware einsortiert hat.

Dies ist eine Sicherheitsreserve.

Ab jetzt muss eine neue Bestellung erfolgen.

Mindestbestand

Meldebestand

Höchstbestand

Es ist noch so viel Material vorhanden, dass die Lieferfrist überbrückt werden kann.

Dieser Bestand stellt sicher, dass man z. B. bei einem Lieferengpass noch genügend Materialien hat.

Nun sind genügend Materialien für einen längeren Zeitraum vorhanden.

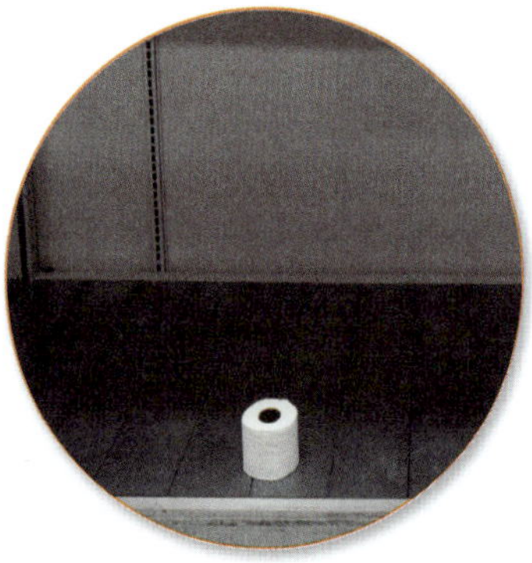

AB 19 Lagerarbeiten

1. Ordnen Sie die Tätigkeiten den 4 Arbeitsbereichen im Lager einer Praxis zu. Setzen Sie die Ziffern ein.

1 - Ärztemuster kühl, trocken, lichtgeschützt, unzugänglich für Patienten aufbewahren.
2 - Bestand kontrollieren und evtl. Nachbestellung veranlassen.
3 - Betäubungsmittel in einem separaten abschließbaren Schrank lagern.
4 - Waren nach Alphabet oder Indikation einlagern.
5 - Einmal im Quartal alle Materialien in den Behandlungsräumen und dem Lager überprüfen, z. B. auf das Ablaufdatum.
6 - Eventuell Materialien Patienten zuordnen (laut Medizinproduktegesetz).
7 - Ist-Bestand und Soll-Bestand feststellen (Inventur).
8 - Lager reinigen.
9 - Lagerplatz wählen.
10 - Materialien, die abgelaufen sind, entsorgen.
11 - Materialien, die kühl gelagert werden müssen, im Kühlschrank lagern.
12 - Materialverbrauch verschiedenen Ärzten zuordnen.
13 - Neubestellungen veranlassen.
14 - Verpackung auf Schäden kontrollieren.
15 - Ware anhand des Lieferscheins überprüfen.
16 - Ware einsortieren: neue Ware nach hinten bzw. unten legen, ältere Ware nach vorn bzw. oben legen.
17 - Ware auf Beschädigungen kontrollieren.

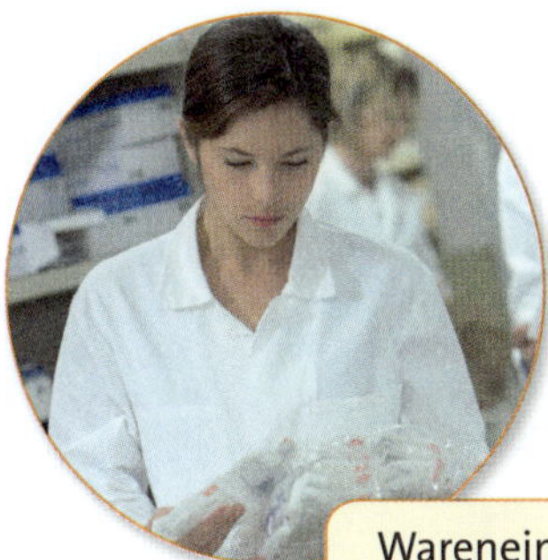

Wareneingangskontrolle

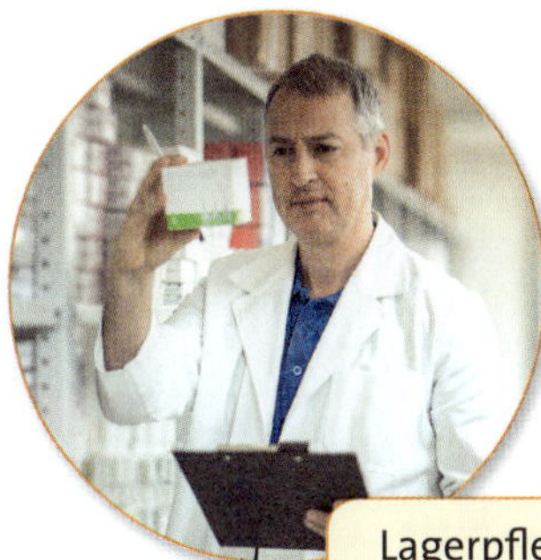

Lagerpflege und Lagerkontrolle

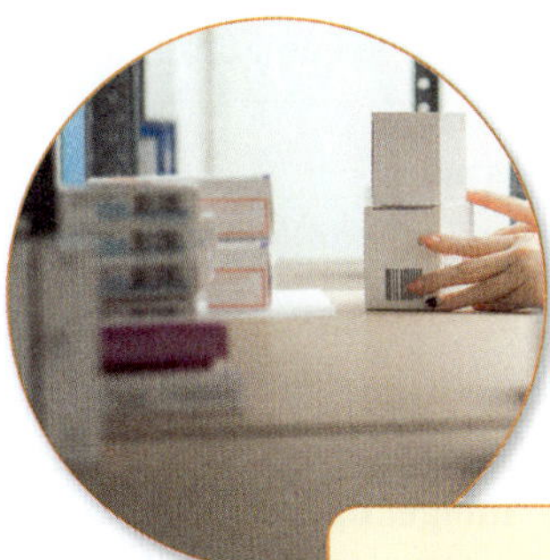

Einlagerung

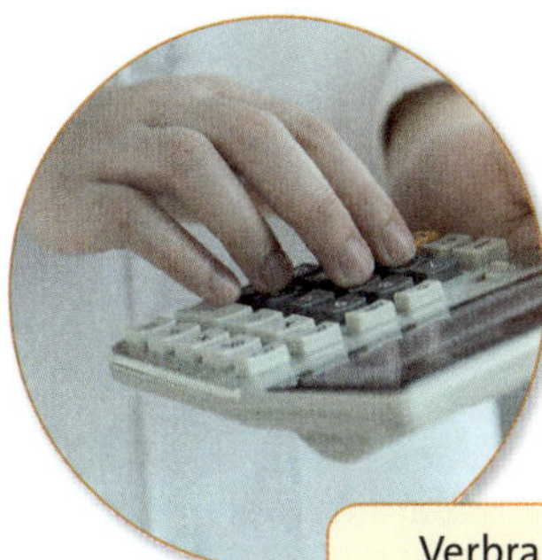

Verbrauchserfassung

AB 20 Sprechstundenbedarf, Fachworttrainer Zahlung und Lagerhaltung

1. Ergänzen Sie die Lücken zum Thema Sprechstundenbedarf mit folgenden Vorgaben.

| Änderungen | Arbeitsunfälle | Artikel | gegen Ende eines Quartals | Kassenrezept |
| mehr als einen | nach 3 Monaten | nicht | Privatpatienten | Wegeunfälle |

Der Sprechstundenbedarf umfasst die ____________, die in einer Praxis für ____________________ gesetzlich versicherten Patienten zur vertragsärztlichen Versorgung oder bei Notfällen zur Verfügung stehen. Dazu gehören z. B. Verbandsstoffe und bestimmte Medikamente.

Der Sprechstundenbedarf wird ______________________________ für das gerade ablaufende Quartal angefordert.

Die Verordnung von Sprechstundenbedarf erfolgt in vielen KV-Bezirken auf einem ________________.

Wenn eine Praxis neu eröffnet wurde, darf sie erst _______________________ zum ersten Mal Sprechstundenbedarf anfordern.

____________________ und Patienten, die ________________ oder _________________ erlitten haben, werden ________ über den Sprechstundenbedarf mit Verbandsstoffen/Arzneimitteln versorgt.

Die Liste der Artikel, die über den Sprechstundenbedarf bezogen werden können, ändert sich häufig. Deshalb muss man sich in allen KV-Bezirken laufend über ______________ informieren.

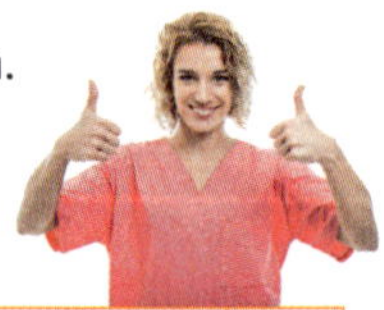

2. Fachworttrainer: Ordnen Sie die Begriffe den Erklärungen zu.

1	Pfändung	Dieser Lagerbestand sollte vorhanden sein, damit bei unvorhergesehenen Ereignissen, wie z. B. Notfällen oder Lieferengpässen, der Praxisablauf nicht gestört wird.	
2	Verjährung	Dies ist der Bedarf an Verbrauchsmaterialien für gesetzlich versicherte Patienten, der im Nachhinein bestellt wird.	
3	Verjährungsfrist	Sie umfasst Tätigkeiten wie z. B. das Feststellen des Ist-Bestandes, die Bestandskontrolle und die regelmäßige Reinigung.	
4	Mindestbestand	Der Begriff bedeutet, dass ein Gläubiger das Recht auf Durchsetzung von Forderungen gegenüber dem Schuldner verliert.	
5	Meldebestand	Eine Tätigkeit in diesem Zusammenhang ist die regelmäßige Reinigung.	
6	Höchstbestand	Sie ist eine Form der Zwangsvollstreckung.	
7	Wareneingangskontrolle	Hierbei wird der Verbrauch kontrolliert und evtl. verschiedenen Ärzten zugeordnet.	
8	Einlagerung	Es wird z. B. kontrolliert, ob die richtige Ware geliefert wurde und ob sie eventuell beschädigt ist.	
9	Lagerkontrolle	Darunter versteht man den Zeitraum, in dem ein Gläubiger das Anrecht auf Durchsetzung von Forderungen gegenüber einem Schuldner hat.	
10	Lagerpflege	Wenn dieser Bestand im Lager erreicht ist, ist schon so viel Ware verbraucht worden, dass man Ware nachbestellen muss.	
11	Verbrauchserfassung	Dies ist der nächste Schritt nach der Wareneingangskontrolle.	
12	Sprechstundenbedarf	Wenn bestellte Ware geliefert worden ist, hat man diesen Bestand im Lager erreicht.	

AB 1 Organisation einer Arztpraxis I

1. Der Erfolg einer Arztpraxis ist von vielen Faktoren abhängig. So auch von den Räumlichkeiten. Sehen Sie sich diesen Plan einer Arztpraxis an. Machen Sie Verbesserungsvorschläge und begründen Sie diese.

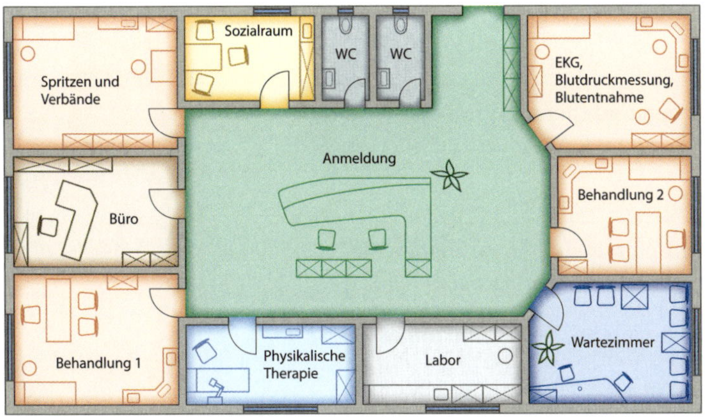

2. Patienten kommen mit Beschwerden, vielleicht sogar Schmerzen und Ängsten in die Praxis. Geben Sie fünf Maßnahmen an, die Sie persönlich als MFA tun können, damit sich Patienten wohlfühlen. Beschreiben Sie außerdem fünf Serviceleistungen, die die Praxis anbieten kann, um den Patienten den Praxisbesuch zu erleichtern.

Maßnahmen der MFA	Serviceleistungen der Praxis

AB 2 Organisation einer Arztpraxis II

1. Ein Arzt darf entsprechend der Berufsordnung nicht für sich werben.
Kreuzen Sie an, welche Informationen eine Praxisbroschüre enthalten darf und nicht enthalten darf.

		erlaubt	nicht erlaubt
1	Die diagnostischen und therapeutischen Maßnahmen, die in der Praxis durchgeführt werden.		
2	Die Öffnungszeiten der Praxis.		
3	Aussagen wie z. B.: „In meiner Praxis haben Sie kürzere Wartezeiten als in der Praxis von Dr. XY."		
4	Hinweise für Personen mit Einschränkungen.		
5	Aussagen wie: „Wir sind die Nummer 1 der Internisten in dieser Stadt!"		
6	Mit welchen Busverbindungen die Praxis zu erreichen ist.		

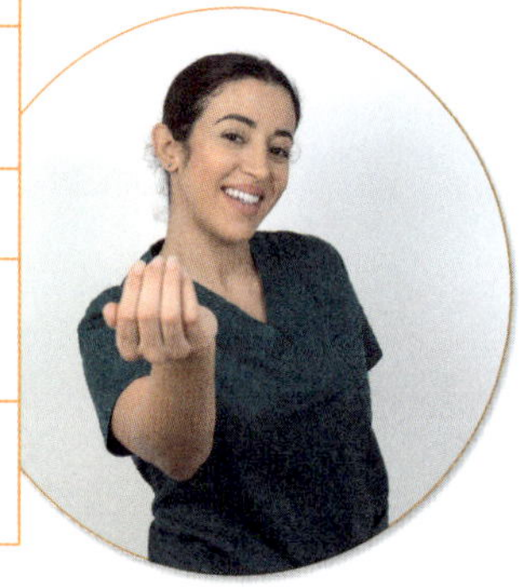

2. Im Rahmen Ihrer Patientenorientierung möchten Sie einzelne Patienten z. B. auf den Termin der nächsten Krebsfrüherkennungsuntersuchung hinweisen (= Recall). Beschreiben Sie, was Sie dabei beachten müssen. Nennen Sie außerdem den Vorteil eines telefonischen Recalls.

____

____

____

____

____

____

Lernfeld 7

BOV/WIRTSCHAFT

3. Jede Praxis hat medizinische und betriebswirtschaftliche Ziele, die beide für den Erfolg wichtig sind. Entscheiden Sie, ob die genannten Ziele medizinisch oder betriebswirtschaftlich sind.

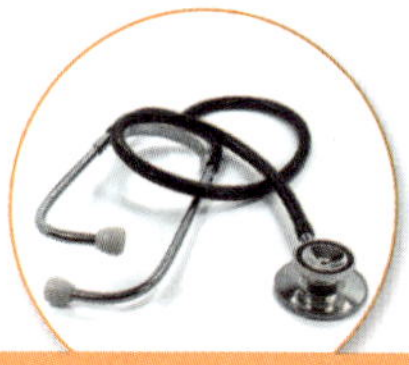

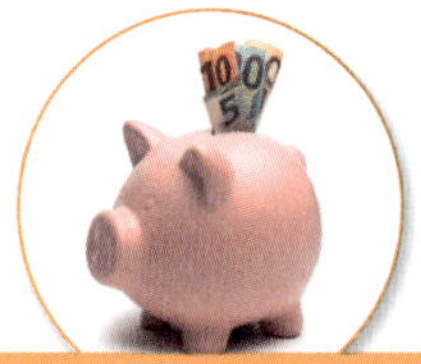

		medizinische Ziele	betriebswirtschaftliche Ziele
1	Gesunderhaltung durch Prävention		
2	Erwirtschaften eines Gewinns		
3	Deckung der laufenden Kosten für Personal, Geräte und Praxisräume		
4	Wiederherstellung der Gesundheit, soweit möglich (kurative Medizin)		

AB 3 Führungsstile

1. In jeder Praxis gibt es eine Praxisleitung. Meistens ist es der Praxisinhaber. Neben dem Arzt kann auch eine andere Person „führen“, z. B. die Erstkraft. Vorgesetzte haben oft unterschiedliche Führungsstile. Schneiden Sie auf Seite 125 die Karten mit den Merkmalen der unterschiedlichen Führungsstile aus. Ordnen Sie diese anschließend den Führungsstilen autoritär, laissez-faire und kooperativ zu. Entscheiden Sie, ob die Beschreibung auf den Vorgesetzten oder auf den Mitarbeiter zutrifft. Kleben Sie die Karten auf.

Vorgesetzter		
autoritärer Führungsstil	laissez-faire Führungsstil	kooperativer Führungsstil

Mitarbeiter		
autoritärer Führungsstil	laissez-faire Führungsstil	kooperativer Führungsstil

2. Untersuchungen haben gezeigt, dass für den Praxiserfolg ein kooperativer Führungsstil am erfolgreichsten ist. Zu diesem Führungsstil gehört es, regelmäßig Teamsitzungen durchzuführen. Entscheiden Sie, welche Aussagen zu Teamsitzungen zu einer größeren Zufriedenheit im Praxisteam führen. Kreuzen Sie die richtigen Aussagen an und korrigieren Sie die falschen Aussagen.

	Aussage	richtig	falsch	Korrektur
1	Teamsitzungen sollten regelmäßig durchgeführt werden.			
2	Der vorher festgelegte Zeitrahmen (z. B. eine Stunde) kann überschritten werden. Dann muss der Praxisbetrieb eben warten.			
3	Die Tagesordnung wird mindestens einen Tag vorher schriftlich festgelegt, sodass sich jeder vorbereiten kann.			
4	Es wird vorab festgelegt, wer die Gesprächsführung übernimmt.			
5	Die Ergebnisse einer Teamsitzung notiert sich jeder selbst.			

AB 4 Zeitplanung

1. Eine gute Planung ist für die Praxis unerlässlich. Dazu gehört auch eine gute Zeitplanung. Nennen Sie Gründe für eine gute Zeitplanung.

2. Zählen Sie Pläne auf, die für eine effektive Personalplanung wichtig sind.

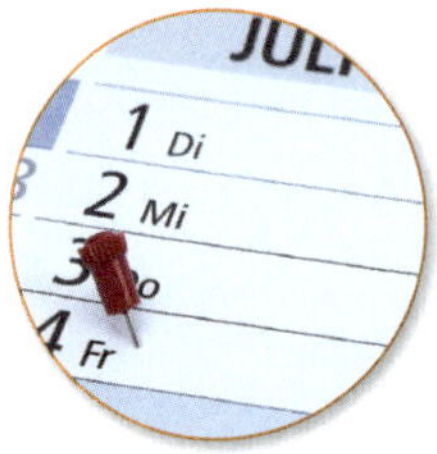

3. Beurteilen Sie, welche der folgenden Aussagen bezüglich der in Aufgabe 2 genannten Pläne richtig sind. Kreisen Sie die Buchstaben der richtigen Sätze ein. Dann ergibt sich von oben nach unten gelesen ein Lösungswort.

	Aussage	richtig
1	In einem Dienstplan werden der tägliche Einsatz und die wöchentliche Arbeitszeit der Mitarbeiter (und der Ärzte) eingetragen.	P
2	Die Termine im Terminplan sind immer festgelegt auf jeweils 15 Minuten pro Patient.	K
3	Nach dem Bundesurlaubgesetz soll im Urlaubsplan auch der Resturlaub eingetragen sein.	L
4	Die im Terminplan eingetragenen Zeiten für den Patienten können je nach Untersuchung oder Behandlung unterschiedlich sein.	Ä
5	Die Arbeitszeit im Dienstplan entspricht den Öffnungszeiten/Sprechzeiten der Praxis.	Ö
6	Der Terminplan soll keine Leerstellen oder Lücken enthalten.	B
7	Der Arbeitsplan legt fest, wer in welchem Bereich (Labor, Anmeldung) tätig ist.	N
8	Arbeitsplan und Dienstplan können kombiniert werden.	E
9	Der Arbeitgeber kann der Urlaubsplanung jederzeit widersprechen, auch Monate später.	R

Lösungswort: ______

4. Warum sollten im Terminplan immer Pufferzeiten eingeplant werden?

5. Notfälle achten nicht auf Zeitpläne. Was ist bei einem Notfall zu beachten? Ergänzen Sie den Lückentext.

In Notfällen muss eine schnelle ______ getroffen werden und jemand muss die ______ übernehmen. Hierfür gibt es einen ______, der beschreibt, wer was in einem Notfall zu tun.

AB 5 Qualitätsmanagement

1. Beschreiben Sie das Ziel des Qualitätsmanagements in einer Arztpraxis.

____

____

2. Man unterscheidet drei Bereiche bei der Qualität einer Arztpraxis. Tragen Sie die vorgegebenen Begriffe in den Lückentext so ein, dass sich erklärende Sätze ergeben.

| Dienstleistung | Ergebnis der Blutdruckmessung | Ergebnisqualität | objektiv | persönliche Empfinden | Prozesse | Strukturqualität | subjektive |

Um die Qualität einer Arztpraxis __________ zu beschreiben, unterscheidet man drei Bereiche:

Die __________ beschreibt die Rahmenbedingungen einer Praxis.

Die Prozessqualität umfasst alle __________ (Tätigkeiten), die bei der __________ „Behandlung des Patienten“ erfolgen.

Als __________ werden die Ergebnisse aller Prozesse bezeichnet. Dabei unterscheidet man wiederum zwei Ergebnisqualitäten: Die __________ Ergebnisqualität begründet sich z. B. auf das __________ des Patienten. Die objektive Ergebnisqualität ist messbar, wie z. B. das __________.

3. Ordnen Sie die Aussagen den drei Qualitätsbegriffen zu. Kreuzen Sie an.

		Strukturqualität	Prozessqualität	Ergebnisqualität
1	Terminvergabe und Patientenannahme			
2	Einrichtung der Praxis			
3	diagnostische und therapeutische Maßnahmen			
4	Laborbefunde			
5	Patienteninformation und Gesprächsführung			
6	Organisation des Praxisablaufs			
7	Qualifikation der Mitarbeiter			
8	Zufriedenheit der Patienten			
9	Erstellen von Arztbriefen			

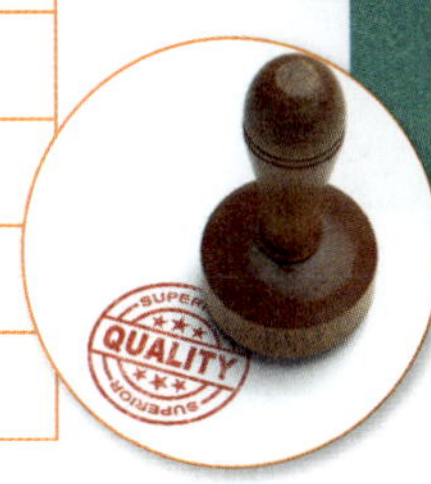

4. Im Zusammenhang mit dem Qualitätsmanagement steht ein Audit.

a. Erläutern Sie, was ein Audit ist und was dazugehört.

____

____

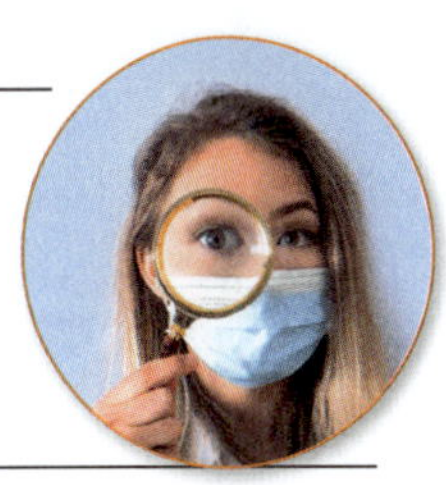

b. In welchem Falle bekommt die Praxis ein Zertifikat?

____

AB 6 QM-Handbuch, QM-Systeme

1. Das QM-Handbuch beinhaltet eine Zusammenstellung und Dokumentation der Maßnahmen zur Qualitätssicherung. Nennen Sie mindestens fünf Instrumente des internen Qualitätsmanagements.

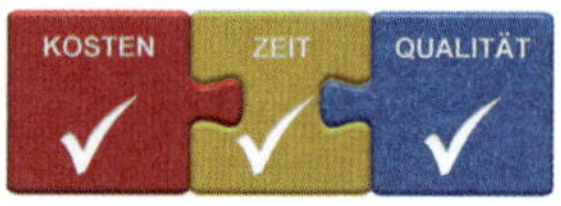

2. Für die ärztliche Praxis gibt es verschiedene Qualitätsmanagementsysteme. Verbinden Sie die zusammengehörigen Kärtchen jeweils mit einer Linie.

KTQ	Deutsches Institut für Normung, Europäische Union, International Standards Organization	speziell für Arztpraxen
DIN EN ISO 9001:2000	Kooperation für Transparenz und Qualität im Gesundheitswesen	wurde ursprünglich für Krankenhäuser entwickelt
QEP	Qualität und Entwicklung in Praxen	kommt aus der Industrie, branchenübergreifend

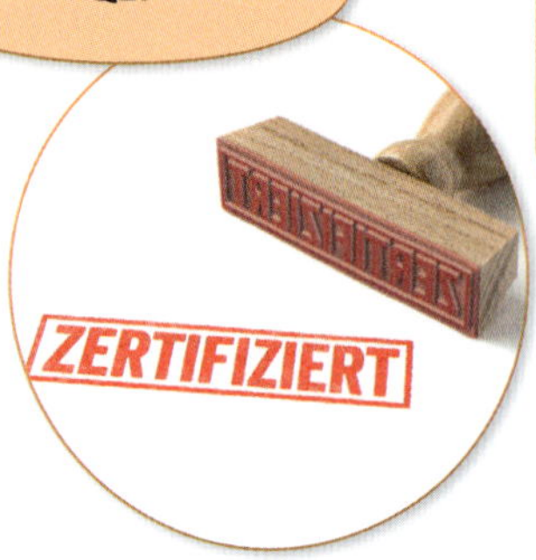

3. Geben Sie an, welches der oben genannten Qualitätsmanagementsysteme in Zusammenarbeit mit der Kassenärztlichen Bundesvereinigung (KBV) entwickelt wurde.

AB 7 Qualitätszyklus, Beschwerden

1. Schneiden Sie auf Seite 125 die Karten aus und bauen Sie daraus einen Qualitätszyklus.

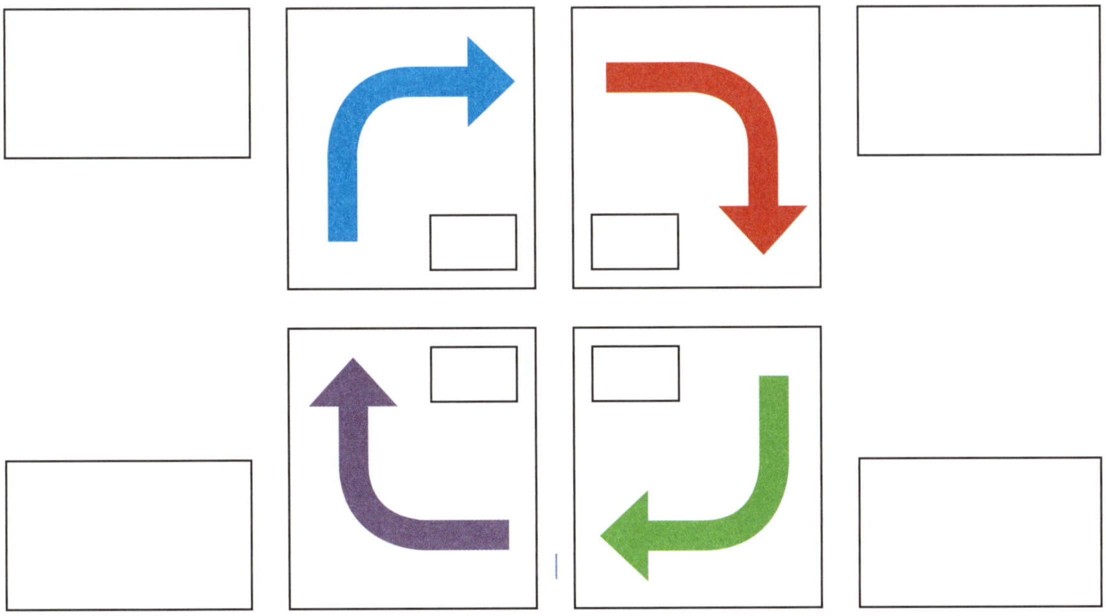

2. Als Auszubildende sollen Sie sich mit dem Beschwerdemanagement in der Praxis vertraut machen. Sie unterhalten sich darüber mit einer Mitschülerin in der Berufsschule. Diese erzählt Ihnen, wie mit Beschwerden in deren Praxis umgegangen wird.

„Wir wimmeln die Beschwerden der Patienten immer ab. Wir können es ja nicht ändern, dass so viele Patienten zu uns kommen und dadurch z. B. die Wartezeiten so lang sind. Das sagen die Patienten ja immer! Ein Patient hat mal gesagt, wir sollten doch so einen Beschwerdebriefkasten aufhängen. Soweit kommt's noch! Als wüssten die Patienten, wie man in einer Praxis arbeitet."

Formulieren Sie drei Aussagen, wie man mit Beschwerden professionell umgehen sollte.

3. Machen Sie einen Vorschlag, wie man die Zufriedenheit von Patienten erfassen könnte.

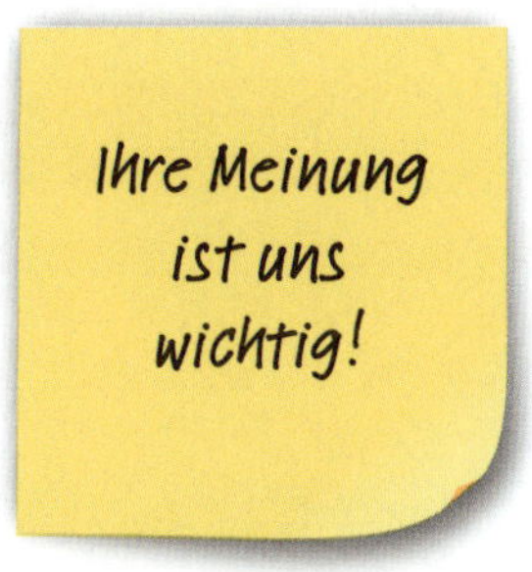

AB 8 Postbearbeitung

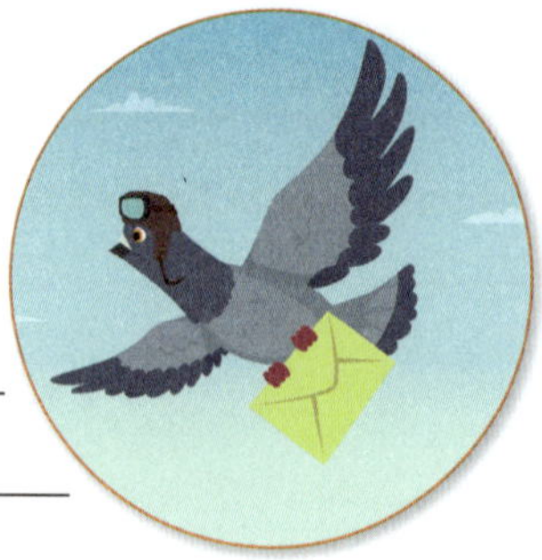

1. Muss die Deutsche Post jede Briefsendung befördern, auch wenn der Weg zum Empfänger sehr lang und mühsam ist?

____

____

____

2. Heute wird die Post in den Briefzentren fast immer maschinell bearbeitet, deshalb soll das Anschriftenfeld maschinell lesbar sein. Entscheiden Sie, ob die Aussagen richtig oder falsch sind. Kreisen Sie den passenden Buchstaben ein. Bei richtiger Beantwortung und Reihenfolge ergibt sich ein Lösungswort.

		richtig	falsch
1	Wenn vorhanden, soll immer die Postfachadresse angegeben werden	E	A
2	Beginnt eine Postleitzahl (PLZ) mit einer 0, kann man diese weglassen.	M	E
3	Der Absender steht oben links in der Ecke.	B	K
4	PLZ und Ort stehen immer in der letzten Zeile unten.	I	L
5	Die ganze Adresse wird rechtsbündig geschrieben.	J	R
6	Briefmarken rechts oben auf einem Umschlag aufkleben.	F	U
7	PLZ und Ort sollten unterstrichen werden.	W	K
8	Hat man vom Empfänger sowohl den Straßennamen als auch das Postfach, sollte man beides angeben.	P	A
9	Um der Post die Arbeit zu erleichtern, sollte ggf. zusätzlich auch der Ortsteil angegeben werden.	D	R
10	Unter PLZ und Ort sollen mindestens 15 mm freibleiben für die Codierungszeile der Post.	M	H

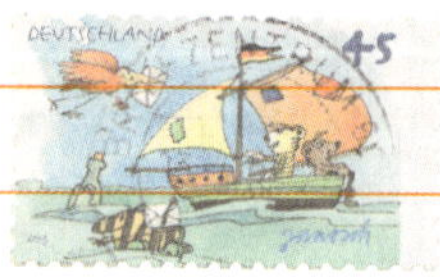

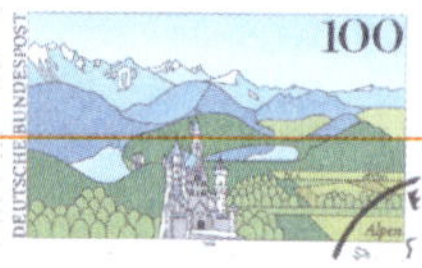

	3	9	4	1	6	10	8	5	7	2
Lösungswort:										

3. Nennen Sie vier Möglichkeiten, einen Brief zu frankieren. Geben Sie jeweils einen Vorteil an.

Frankiermöglichkeit	Vorteil

AB 9 Briefe, Päckchen, Pakete

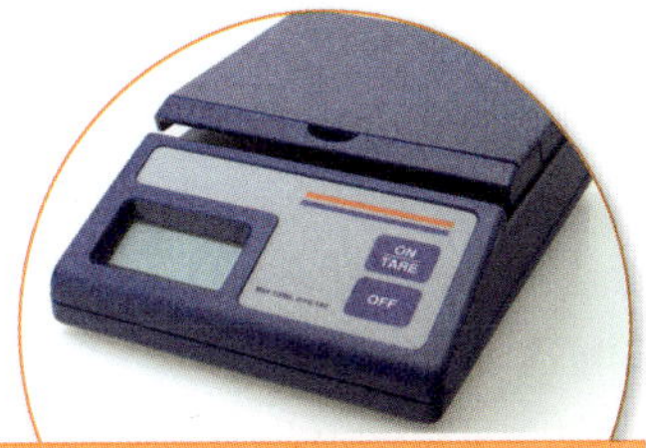

1. Unterscheiden Sie zwischen Standardbrief, Kompaktbrief und Großbrief. Ordnen Sie die Maße und Gewichte zu.

		Standardbrief	Kompaktbrief	Großbrief	Maxibrief
1	Gewicht bis 50 g				
2	Länge 10 bis 35,3 cm, Breite 7 bis 25 cm, Höhe 2 cm				
3	nur Rechteckform				
4	Länge 10 bis 35,3 cm, Breite 7 bis 25 cm, Höhe 5 cm				
5	Gewicht bis 20 g				
6	Gewicht bis 500 g				
7	Länge 14 bis 23, 5 cm, Breite 9 bis 12,5 cm, Höhe 0,5 cm				
8	Länge 10 bis 23,5 cm, Breite 7 bis 12,5 cm, Höhe 1 cm				
9	Quadratform möglich				
10	Gewicht bis 1000 g				

2. Unterscheiden Sie zwischen einem Päckchen und einem Paket.

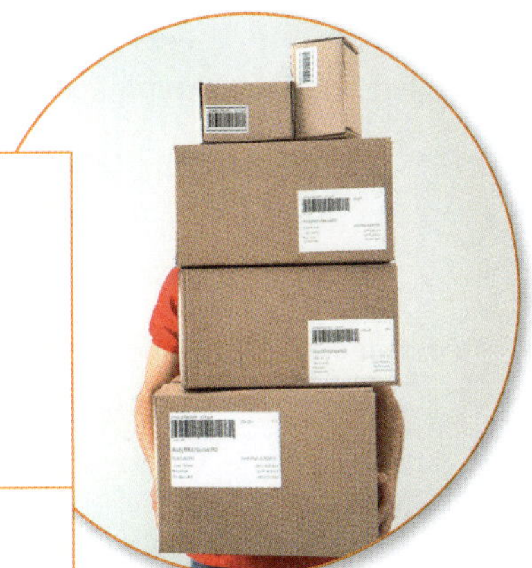

Päckchen	
Paket	

3. Warum darf eine Arztpraxis keine Postkarte z. B. zur Erinnerung an einen Arzttermin an den Patienten schicken?

____

____

4. Notieren Sie die Internetadresse, wo man sich beispielsweise über die Postgebühren informieren kann.

____

AB 10 Post-Zusatzleistungen, Versand von Untersuchungsmaterial

1. Jede Versendung mit der Post kann mit Zusatzleistungen kombiniert werden. Diese sind z. B. erforderlich, wenn man einen Beleg benötigt, dass der Empfänger die Postsendung erhalten hat oder wenn die Sendung besonders schnell zugestellt werden soll. Tragen Sie ein, welche Zusatzleistung in den folgenden Fällen sinnvoll ist.

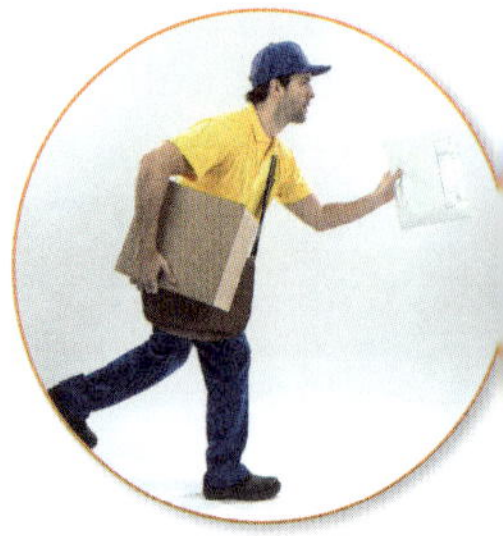

| 1 - Einschreiben | 2 - Einschreiben Einwurf | 3 - Nachnahme |
| 4 - Rückschein | 5 - Eigenhändig | 6 - Express |

		Nr.
1	Der Empfänger/ein Empfangsberechtigter unterschreibt, dass er die Postsendung erhalten hat. Der Rückschein wird an den Absender zurück geschickt.	
2	Die Postsendung soll am Tag nach der Einlieferung bei einem Empfänger innerhalb Deutschlands ankommen.	
3	Die Postsendung soll nur an den Empfänger oder einen besonders Bevollmächtigten übergeben werden. Die Zusatzleistung kann nur in Kombination z. B. mit Einschreiben erfolgen.	
4	Eignet sich zum Versand von Waren oder Dokumenten, die der Empfänger bezahlen muss. Höchstbetrag: 1600 €, die die Post unverzüglich an den Absender überweist.	
5	Der Absender erhält eine Bescheinigung, dass er den Brief eingeliefert hat. Der Empfänger oder auch seine Angehörigen unterschrieben, dass sie die Postsendung erhalten haben. Haftung der Post maximal 25 €.	
6	Der Absender erhält bei Einlieferung eine Bescheinigung. Der Brief wird in den Hausbriefkasten oder das Postfach ausgeliefert. Haftung der Post maximal 20 €.	

2. Füllen Sie die Lücken im Text mit den vorgegebenen Wörtern.

ansteckungsgefährlichen Stoffen	Außenverpackung	Exempt Human Specimen
nicht aufreißen oder aufplatzen	Transportverpackung
wasserdichten Probengefäßen	keine ansteckungsgefährlichen Stoffe

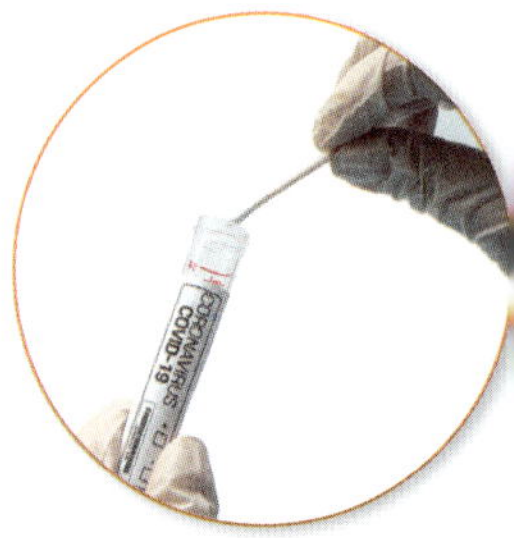

Postsendungen, die medizinisches Untersuchungsmaterial enthalten, müssen nach bestimmten Vorschriften für gefährliche Stoffe und Gegenstände versandt werden.

Die Verpackung darf ______________________________.

Die ________________ muss entsprechend den Vorschriften aus ________________________, einer wasserdichten Sekundärverpackung und einer ________________ bestehen.

Untersuchungsmaterialien, die nach ärztlicher Einschätzung ______________________________ enthalten, sind sogenannte „freigestellte medizinische Proben". Das können Proben sein z. B. für Vorsorgeuntersuchungen von Blut im Stuhl. Jedes Versandstück muss auf Deutsch und Englisch mit dem Hinweis „freigestellte medizinische Probe" – ______________________ gekennzeichnet sein.

Proben, die Infektionserreger von geringer Pathogenität enthalten wie z. B. das Serum von HIV-positiven Patienten gehören zu den ______________________________ der Kategorie B, UN-Nr. 3373, bis WHO-Risikogruppe 3.

AB 11 Posteingang, Postausgang

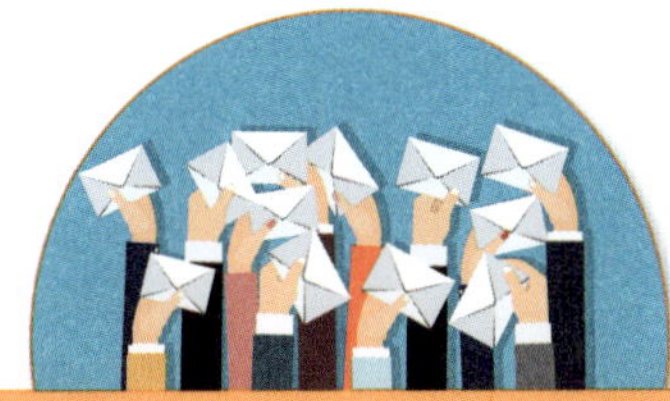

1. Erstellen Sie eine Checkliste zum Posteingang.

	Checkliste Posteingang	erledigt
1		
2		
3		
4		
5		
6		
7		

2. Wie gehen Sie mit beschädigten Postsendungen um?

____

3. Bringen Sie die folgenden Arbeitsschritte beim Postausgang in die richtige Reihenfolge.

	Postausgang	
1	Wichtige Postsendungen in das Postausgangsbuch eintragen.	
2	Nach dem Kuvertieren die Briefe für das Frankieren u. a. nach Versendungsform (z. B. Einschreiben) und Gewicht vorsortieren.	
3	Kontrollieren, ob der Adressat stimmt, ob die Schriftstücke unterschrieben und gestempelt sind, dann falzen.	
4	Das richtige Porto ermitteln und Postsendungen frankieren.	
5	Ausgehende Post (in einer Postmappe) dem Arzt zur Unterschrift vorlegen.	
6	Post beim Postamt einliefern.	

AB 12 Telekommunikation

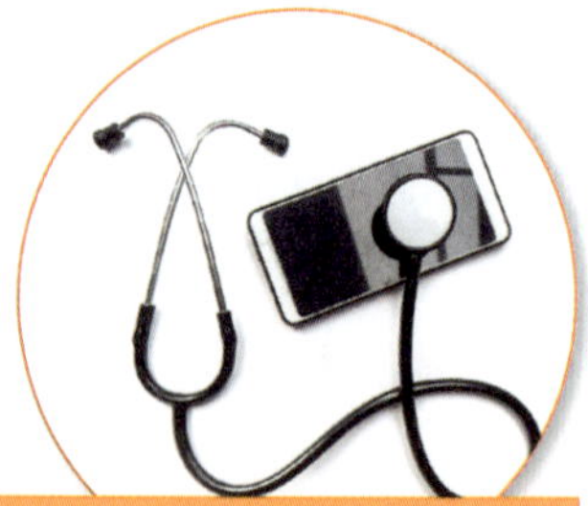

1. Für erfolgreiches und professionelles Telefonieren in der Arztpraxis gelten besondere Verhaltensregeln. Ihre Kollegin gibt Ihnen die folgenden Ratschläge. Entscheiden Sie, ob die Aussagen richtig oder falsch sind. Korrigieren Sie die falschen Aussagen.

		richtig	falsch	Korrektur
1	Wenn viel Betrieb ist, muss das Telefon auch mal lange klingeln.			
2	Begrüße den Anrufer freundlich und verständlich mit dem Praxisnamen und deinem eigenen Namen.			
3	Merke dir den Namen des Anrufers, notiere ihn eventuell. Spreche den Anrufer mit seinem Namen an. Aber auf die Einhaltung der Schweigepflicht achten.			
4	Laute Nebengespräche oder Lachen muss der Anrufer hinnehmen, schließlich ist in einer Praxis immer viel los.			
5	Sprich mit einem Lächeln in der Stimme. Das wirkt auf den Anrufer sympathisch.			
6	Beende das Telefonat so schnell wie möglich.			

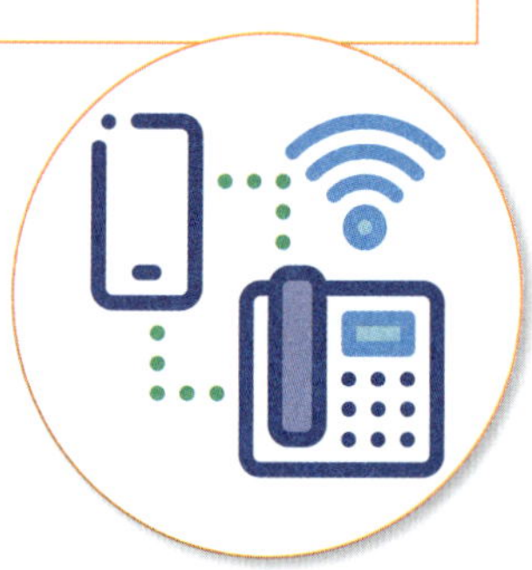

2. Geben Sie die Bedeutung folgender Abkürzungen an:

ISDN: ______________________________

VoIP: ______________________________

3. a. Beschreiben Sie den Unterschied zwischen VoIP- und ISDN-Telefonie.

____

____

b. Nennen Sie 3 Vorteile der VoIP-Telefonie im Vergleich zur ISDN-Telefonie.

____

____

____

c. Welchen größten Nachteil hat die VoIP-Telefonie?

____

AB 13 Telefonanlage, Buchstabiertafel

1. Tragen Sie die Bezeichnungen der beschriebenen und abgebildeten Telefontasten ein.

	Symbol	Name der Taste
Ich möchte die zuletzt angerufene Telefonnummer speichern, sodass ich – wenn besetzt ist – die Einwahl wiederholen kann.		
Ich möchte alle wichtigen Namen und Telefonnummern speichern.	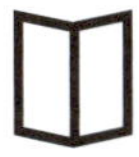	
Wenn ich die Auskunft anrufe, dann soll die genannte Telefonnummer gespeichert werden.	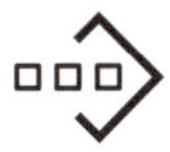	
Ich möchte das Mikrofon stumm schalten, damit der Anrufer nicht hören kann, was ich z. B. mit meiner Kollegin bespreche.	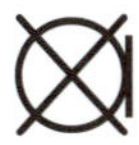	
Ich möchte telefonieren, ohne den Hörer abzunehmen, damit ich die Hand frei habe, um Notizen zu machen.	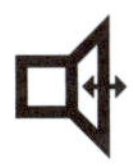	
Ich möchte den Anrufer weiterverbinden.		
Die wichtigsten Personen kann ich mit einem Tastendruck anwählen.		
Meine Kollegin soll bei einem Telefonat mithören.		
Ich möchte bei Personen, die ich häufig anrufe, nicht immer die komplette Telefonnummer wählen.	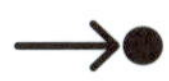	

2. Nennen Sie drei Vorteile und einen Nachteil eines Anrufbeantworters!

Vorteile: ______________________________

____

____

____

Nachteile: ______________________________

____

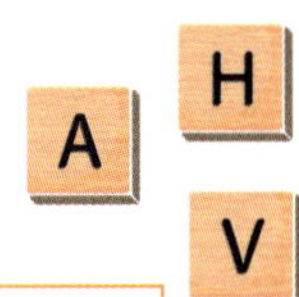

3. Buchstabieren Sie entsprechend der amtlichen Buchstabiertafel die folgenden Namen:

Kaczmarek	
Quell-Bungert	
Kähler-Östermann	

BOV/WIRTSCHAFT

Lernfeld 7

AB 14 Fachworttrainer Praxisabläufe

1. Lösen Sie das Rätsel zu den Praxisabläufen (Ä = AE, Ö = OE, Ü = UE) Bei richtiger Lösung ergibt sich ein Lösungswort, genauer gesagt drei englische Wörter.

1. Bei dieser Art Führungsstil stimmt sich der Vorgesetzte mit den Mitarbeitern ab.
2. Dieses Wort steht in der Buchstabiertafel für den Buchstaben X.
3. Diese Zeiten im Terminplan sind wichtig, damit auch bei Notfällen Termine einzuhalten sind.
4. Bei Benutzung dieses Gerätes entfällt der Kauf von Briefmarken.
5. Dieses Wort steht im Buchstabieralphabet für den Buchstaben N.
6. Anderes Wort für Begutachtung im Rahmen des Qualitätsmanagements.
7. Die Postsendung wird nur an den Empfänger oder einen Bevollmächtigten übergeben werden.
8. Taste einer Telefonanlage, die das Wählen verkürzt.
9. In diesen Plan werden die Behandlungstermine für die Patienten eingetragen.
10. Bei einem Telefonat soll man dies in der Stimme haben. Das wirkt auf den Anrufer sympathisch.
11. Diese Versandart gibt es nur in Rechteckform bis zu einem Gewicht bis 20 g.
12. Beim Versand kann jeder lesen, was geschrieben wurde, die Schweigepflicht wird nicht eingehalten.
13. Abkürzung für Voice over Internet Protocol.
14. Anderes Wort für „Tätigkeiten" im Rahmen des Qualitätsmanagements.
15. Diesen Schein unterschreibt der Empfänger/der Empfangsberechtigte.
16. Bei diesem Vorgang wird die Post vorsortiert und unterteilt, z. B. in Zeitschriften, Praxispost, Privatpost.
17. Ein Instrument des internen Qualitätsmanagements.
18. Dieses Gesetz verpflichtet den Arzt zur Sicherung der Qualität in der Praxis.
19. Die vier Stichwörter des Qualitätszyklus.

1																	
2																	
3																	
4																	
5																	
6																	
7																	
8																	
9																	
10																	
11																	
12																	
13																	
14																	
15																	
16																	
17																	
18																	
19																	

Lösungswörter: ______________________

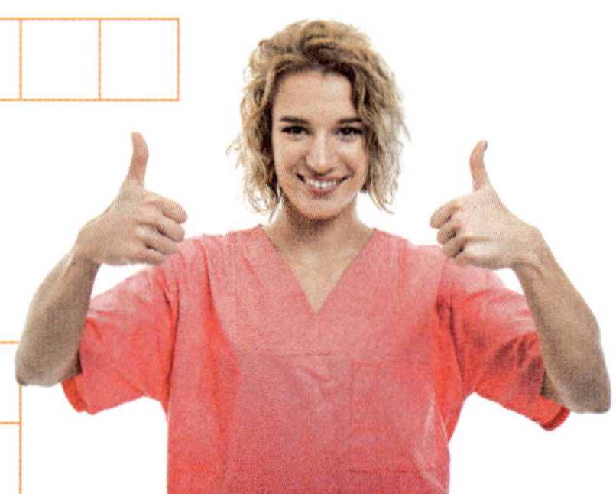

AB 1 Bau und Aufgaben des Harnsystems I

1. Beschriften Sie die Abbildung des Harnsystems mit den deutschen Bezeichnungen und den medizinischen Fachausdrücken.

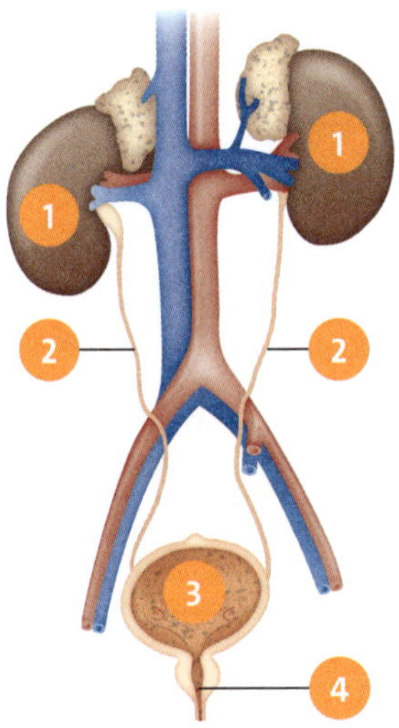

Nr.	Bezeichnung	Fachausdruck
1		
2		
3		
4		

2. Nennen Sie die Aufgaben der in Aufgabe 1 abgebildeten Organe.

Nr.	Aufgaben
1	
2	
3	
4	

3. Beschreiben Sie die Besonderheit bei der Aussprache des Begriffs Erythropoetin.

____

4. a. Begründen Sie, warum sich die Harnblase bei zunehmender Füllung ausdehnen kann.

____

____

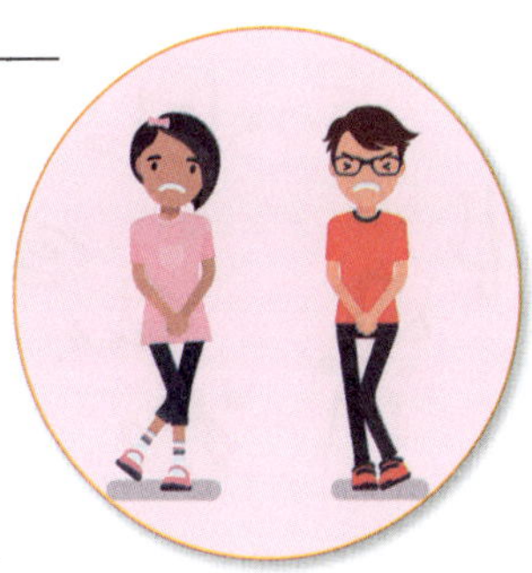

b. Geben Sie das Fassungsvermögen der Harnblase an und ab welcher Füllmenge der Harndrang beginnt.

Fassungsvermögen: ______________________________

Füllmenge, bei der der Harndrang beginnt: ____________________

BEHANDLUNGSASSISTENZ

Lernfeld 8

AB 2 Bau und Aufgaben des Harnsystems II

1. Nennen Sie drei Unterschiede zwischen der männlichen und der weiblichen Harnröhre.

____

____

____

____

2. Kontrollieren Sie, ob die Abbildung der Niere korrekt beschriftet ist.
Korrigieren Sie fehlerhafte Beschriftungen.

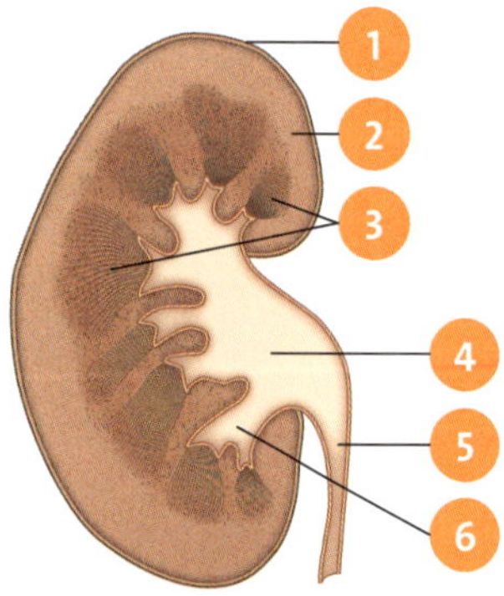

Nr.	Bezeichnung	eventuell Korrektur
1	Nierenkapsel	
2	Nierenmark	
3	Nierenrinde	
4	Sammelrohr	
5	Harnleiter	
6	Nierenkelch	

3. Kreisen Sie die Buchstaben der richtigen Lösungen ein. Bei richtiger Lösung ergibt sich von oben nach unten gelesen ein Lösungswort.

		trifft zu	trifft nicht zu
1	Im Nierenmark verlaufen die Nierenkanälchen und die Sammelröhrchen.	N	S
2	Im Nierenbecken wird der gebildete Harn gesammelt.	I	E
3	Die Nierenkörperchen liegen im Nierenmark.	R	E
4	Die Nierenkapsel ist die äußere Hülle der Niere.	R	S
5	Die Nieren sind etwa so groß wie eine Faust und wiegen jeweils etwa 300 g.	I	E
6	An das Nierenbecken schließt sich die Harnröhre an.	E	N

Lösungswort: ____________________

4. Kreuzen Sie an, welche Substanzen sich bei einem gesunden Menschen im Primärharn und/oder im Sekundärharn befinden.

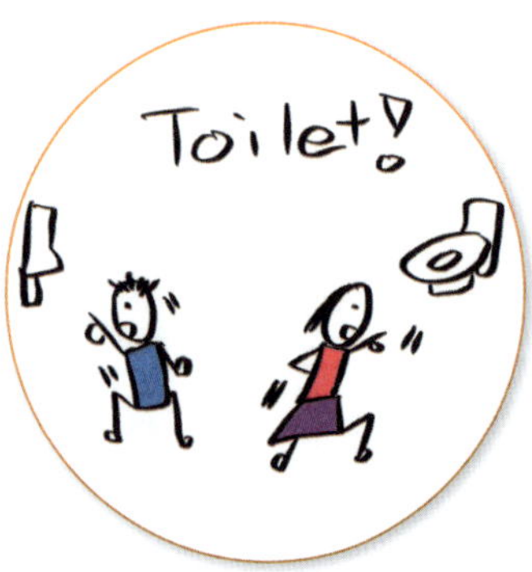

		Vorharn/ Primärharn	Endharn/ Sekundärharn
1	Wasser		
2	Glukose		
3	Harnstoff		
4	Harnsäure		
5	Kreatinin		
6	Eiweiß (Aminosäuren)		

AB 3 Harnbildung, Zystitis

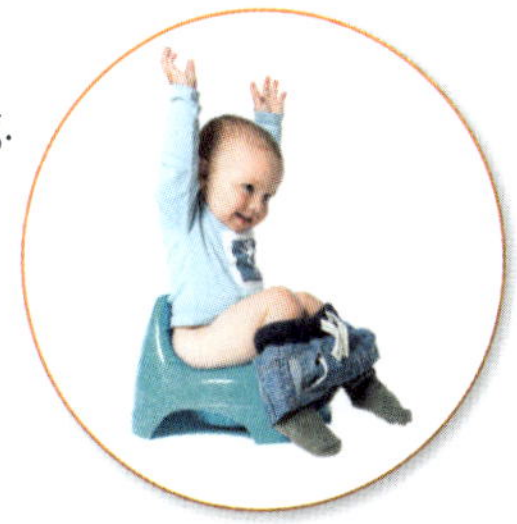

1. Ergänzen Sie die Lücken links und im Text mit den vorgegebenen Begriffen zur Harnbildung.

150 Liter Vorharn (Primärharn)	1500 Liter Blut	1,5 Liter Endharn (Sekundärharn)
Blut staut sich	Bowmanschen Kapsel	Druck	filtriert		Harnblase	Harnleiter
Harnröhre	Nierenbecken	Nierenkanälchen	Nierenkörperchen
rückresorbiert	Sammelrohre	Vorharn (Primärharn)

Diese Menge fließt in 24 Stunden durch die __________. Die Arteriole, die in das Nierenkörperchen hineinführt, hat einen größeren Durchmesser als die, die aus dem Nierenkörperchen hinausführt. Deshalb entsteht ein höherer __________ und das __________. Aus dem gestauten Blut wird der __________ abgepresst bzw. __________.

Er enthält unter anderem Wasser, Glukose, Aminosäuren und Salze. Der Vorharn wird von der __________ aufgefangen und an die __________ weitergeleitet. Auf dem Weg durch die Nierenkanälchen wird der größte Teil des Vorharns __________ und wieder vom Blut aufgenommen.

Entsteht in 24 Stunden und wird an die __________ abgegeben. Die Sammelrohre leiten den Harn bis in das __________. Danach gelangt der Endharn (Sekundärharn) über die __________ bis in die __________ und wird über die __________ ausgeschieden.

2. Füllen Sie die Karteikarte zur Zystitis aus.

	Zystitis
Krankheitserreger	
Symptome	
Diagnostik	
Befunde	
Therapie	
Prävention	

AB 4 Glomerulonephritis, Harnsteinerkrankungen

1. Lösen Sie das Silbenrätsel zur Glomerulonephritis.

| chen | de | der | der | ery | gen | hä | hy | ka | kör | lach | lin | mat | me | nie | nie | ö |
| per | per | pillar | po | pro | ren | ren | schar | schlin | tein | ten | thro | to | urie | urie | zy | zy |

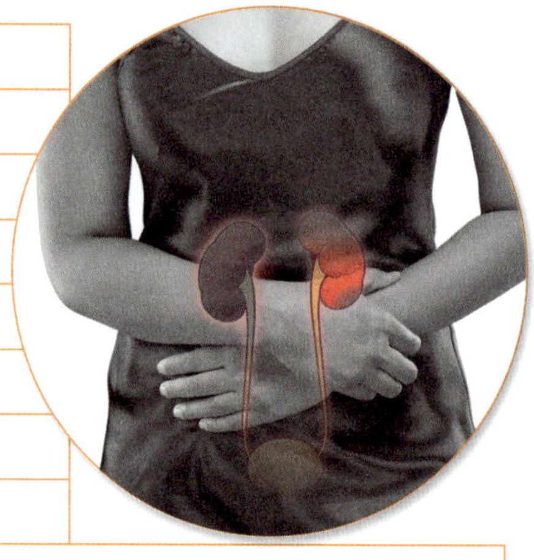

1	
	Dieser Bestandteil der Niere ist entzündet.
2	
	Diese Krankheit kann eine Glomerulonephritis bewirken.
3	
	Diese Bestandteile werden zerstört (3 Wörter).
4	
	Fachausdruck für das Auftreten von Eiweiß im Harn.
5	
	Fachausdruck für das Auftreten von Blut im Urin.
6	
	Fachausdruck für die Wasseransammlungen, besonders im Gesicht.
7	
	Ein weiteres Symptom der Glomerulonephritis.
8	
	Diese pathologischen Bestandteile findet man bei der mikroskopischen Harnuntersuchung.

2. Finden Sie im Wortsuchrätsel 10 Begriffe, die zu Harnsteinerkrankungen passen.
Ä, Ö und Ü sind zwei Buchstaben.

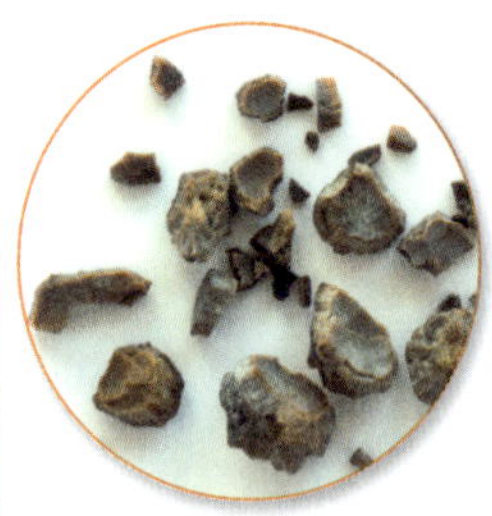

F	G	O	E	A	B	L	M	R	P	H	E	K	R	I	S	T	A	L	L	E
U	R	O	L	I	T	H	I	A	S	I	S	F	O	L	I	E	N	I	T	F
E	O	L	E	Z	T	R	E	X	P	E	T	E	T	W	Q	U	E	T	U	N
B	P	L	N	A	T	Z	A	S	A	R	D	R	S	L	P	U	E	H	E	R
E	B	U	D	F	R	S	M	M	S	Y	D	Y	I	N	I	E	L	O	I	E
L	L	O	E	S	E	S	N	S	M	S	L	T	E	A	L	E	A	T	P	E
K	E	I	N	B	E	L	T	L	O	E	W	H	A	T	S	C	H	R	J	E
E	E	R	B	B	T	M	X	A	L	M	B	R	E	C	H	R	E	I	Z	N
I	Z	U	E	D	I	V	R	T	Y	R	E	O	T	E	N	B	I	P	R	R
T	K	U	R	P	N	G	I	T	T	N	G	Z	F	D	S	A	O	S	U	E
B	A	R	E	S	O	R	I	E	I	S	K	Y	O	S	A	T	N	I	P	H
T	T	R	I	N	K	E	N	X	K	K	S	T	P	A	T	S	I	E	T	U
L	T	E	C	F	W	T	Q	Z	A	R	G	E	N	O	E	L	E	R	T	S
A	E	R	H	T	E	W	N	I	E	D	E	N	R	G	B	J	U	R	E	A
F	L	B	A	K	N	K	N	I	E	R	E	N	K	O	L	I	K	E	N	K

AB 5 Inkontinenz, Niereninsuffizienz

1. Ergänzen Sie die Tabelle zu den Arten der Inkontinenz.

Art der Inkontinenz		Belastungsinkontinenz	
Ursache			überaktiver Blasenmuskel
Auftreten	Blase kann nicht mehr entleert werden, läuft über und gibt ständig etwas Urin ab.		
Therapie		Beckenbodentraining, Operation	

2. Die chronische Niereninsuffizienz ist eine schwere Erkrankung. Ergänzen Sie die Lücken.

Ursachen:

Welche Stoffe werden nicht mehr in genügender Menge gebildet?

Welche Substanzen werden in zu geringer Menge ausgeschieden?

Welche Laborbefunde sind pathologisch verändert?

Therapie:

Symptome:

allgemein:

Nervensystem:

Haut:

Herz-Kreislauf-System:

Verdauungssystem:

Atmungssystem:

Harnsystem:

Skelettsystem:

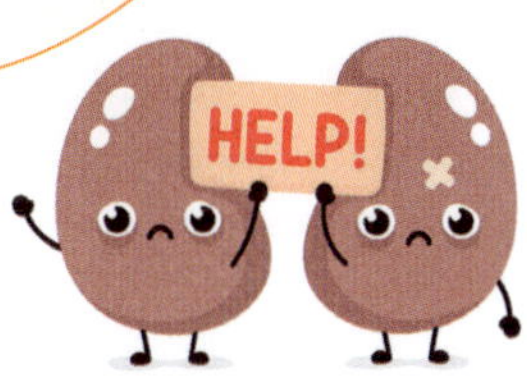

AB 6 Nierenversagen, Dialyse, Zystoskopie, Blasenkatheter

1. Beantworten Sie die Fragen zum akuten Nierenversagen (ANV).

a. Nennen Sie Ursachen für das Absinken des systolischen Blutdrucks auf Werte von unter 80 mmHg.

____

b. Welche Folge hat ein sehr niedriger systolischer Blutdruck?

____

c. Welche Symptome treten bei einem ANV auf?

____

2. Wenn die Nieren versagen, müssen Patienten zur Dialyse. Beschreiben Sie die beiden Arten der Dialyse.

	Beschreibung
Hämodialyse 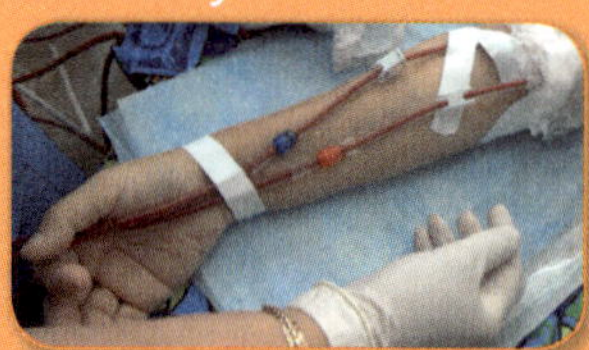	
Peritonealdialyse 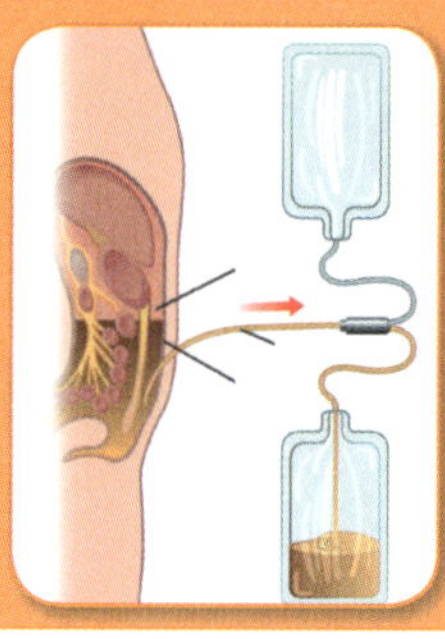	

3. Worauf muss man als MFA bei Patienten an dem Arm mit einem Shunt achten?

____

____

____

4. Nennen Sie Indikationen für die Durchführung einer Zystoskopie bzw. das Legen eines Blasenkatheters.

Zystoskopie	
Indikationen	
Blasenkatheter	
Indikationen	

AB 7 Untersuchungsmethoden, Urinarten

1. Ordnen Sie die Aussagen den Untersuchungsmethoden zu.

1 - qualitative Untersuchung | 2 - semiquantitiative Untersuchung | 3 - quantitative Untersuchung

- ◯ Blutzucker 325 mg/dl
- ◯ Diese Art der Untersuchung weist nach, ob eine Substanz vorhanden ist oder nicht.
- ◯ Eiweiß im Urin +++
- ◯ Diese Art der Untersuchung gibt die Menge sehr genau an.
- ◯ Diese Art der Untersuchung weist eine ungefähre Menge einer Substanz nach.
- ◯ Nitrit negativ
- ◯ Schwangerschaftstest positiv
- ◯ Cholesterin 160 mg/dl
- ◯ etwa 50 Erythrozyten/µl

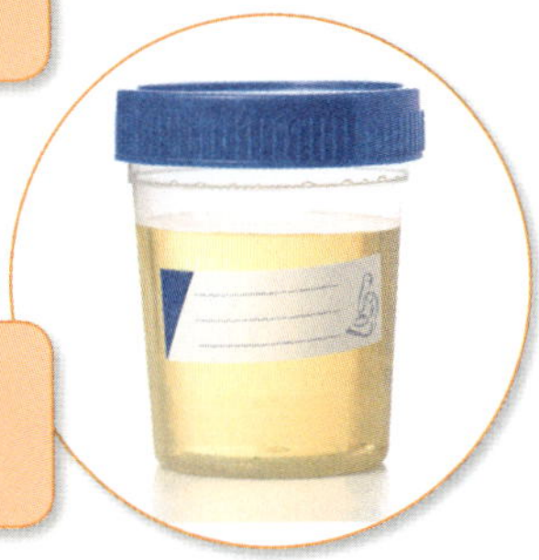

2. Verbinden Sie die Urinarten und passenden Beschreibungen mit Linien.

Der Harn, der am Morgen als erstes gelassen wird. Er ist besonders konzentriert.

Der Harn wird über 24 Stunden gesammelt. Zu beachten ist, dass die erste Harnportion, die zu Beginn der Sammlung gelassen wird, verworfen wird, weil der Harn noch vom Vortag stammt.

Der Harn ist keimfrei. Er wird gewonnen, indem man unterhalb der Schambeinfuge mit einer Kanüle die Harnblase punktiert. Dazu muss die Harnblase prall gefüllt sein.

Blasenpunktionsurin

Katheterurin

Mittelstrahlurin

Morgenurin

Sammelurin

Spontanurin

Der Harn wird ohne Vorbereitung gelassen und eignet sich z. B. für den Nachweis von Glukose.

Der Harn ist keimfrei. Er wird mithilfe eines dünnen, biegsamen Schlauchs gewonnen, der in die Harnröhre eingeführt wird.

Für die Gewinnung dieses Harns muss der Patient den Harn, den er lassen soll, gedanklich in drei Portionen einteilen. Die erste Portion wird in das Toilettenbecken gelassen, die zweite Portion wird aufgefangen, die dritte Portion wird wieder in das Toilettenbecken gelassen. Der Harnstrahl wird dabei nicht unterbrochen.

3. Warum ist es bei der Durchführung der Uroflowmetrie so wichtig, dass der Patient sich ungestört fühlt?

____

____

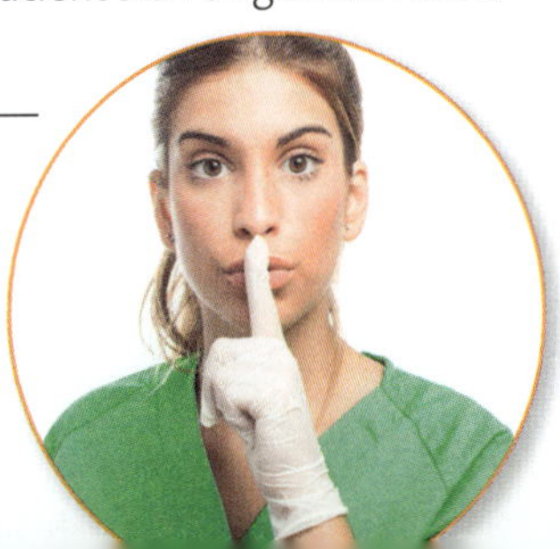

AB 8 Harnuntersuchungsarten

1. Ergänzen Sie die Übersicht zu den Arten von Harnuntersuchungen.

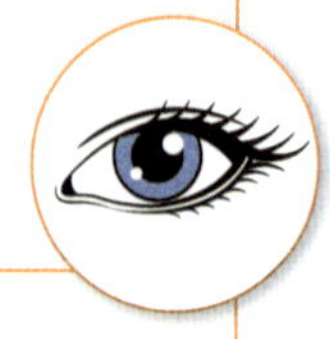
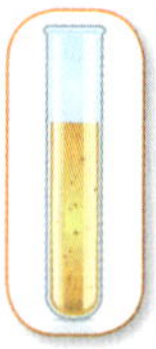
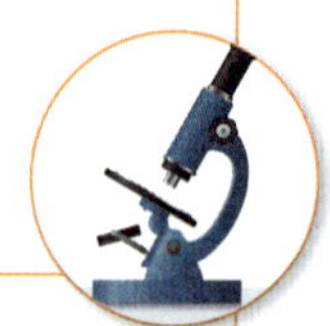
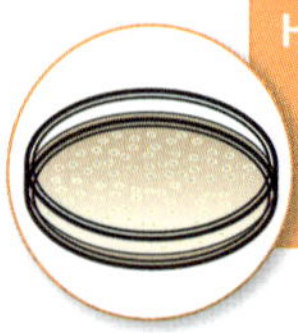

	Erklärung	Beispiele, was untersucht bzw. nachgewiesen werden kann
makroskopische Harnuntersuchungen		
chemische Harnuntersuchungen		
mikroskopische Harnuntersuchungen		
mikrobiologische Harnuntersuchungen		

2. Ordnen Sie die Aussagen den verschiedenen Ausscheidungsmengen zu. Kreuzen Sie die richtige Bezeichnung an.

		Anurie	Oligurie	Polyurie
1	Ausscheidung von mehr als 2500 ml in 24 Stunden.			
2	Ausscheidung von weniger als 100 ml in 24 Stunden.			
3	Ausscheidung von weniger als 400 ml in 24 Stunden.			
4	Tritt z. B. auf bei Diabetes mellitus oder hoher Flüssigkeitszufuhr.			
5	Tritt z. B. auf bei Nierenversagen oder Nierentumoren.			
6	Tritt z. B. auf bei zu geringer Flüssigkeitszufuhr, Erbrechen, Durchfall.			

3. Nennen Sie Regeln im Umgang mit Harnteststreifen.

AB 9 Harnuntersuchungen mit Teststreifen

1. Beschreiben Sie die Handhabung eines Harnteststreifens mithilfe der Abbildungen.

		Beschreibung
1	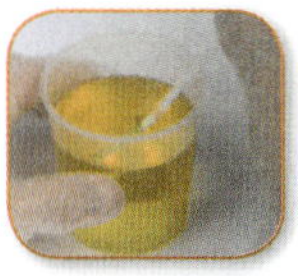	
2	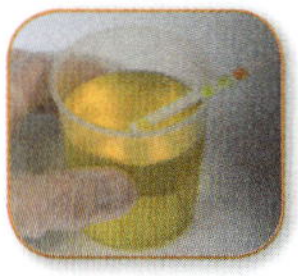	
3		
4	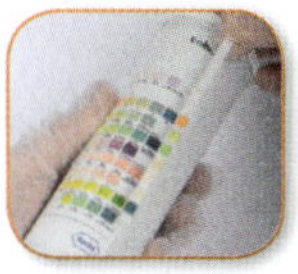	

2. Ergänzen Sie die Tabelle zu den nachweisbaren Parametern bei einer Harnteststreifenuntersuchung.

Parameter	Normbereich	Beispiele für das Auftreten der Inhaltsstoffe bzw. für die Abweichungen vom Normbereich nach unten und oben
Dichte	1020 – 1030 g/l	
pH-Wert		pH-Wert unter 5 bei fleischreicher Ernährung, Hungerzuständen, Diabetes mellitus, pH-Wert über 7 bei bakteriellen Infektionen der Harnorgane
Leukozyten		Entzündung der Niere, der ableitenden Harnwege
Nitrit	kein	
Eiweiß (Protein)	kein	
Glukose		Diabetes mellitus
Ketone		Diabetes mellitus, kohlenhydratarme Kost, Hungerzustände
Urobilinogen	geringe Menge ist normal	
Bilirubin		Virushepatitis, Abflussstörungen des Gallensaftes, z. B. bei Gallensteinen
Erythrozyten/ Hämoglobin	keine	

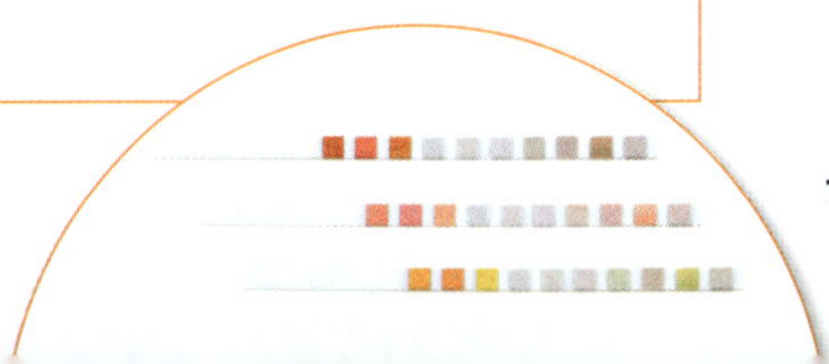

AB 10 Urinbefunde, Untersuchung des Harnsediments

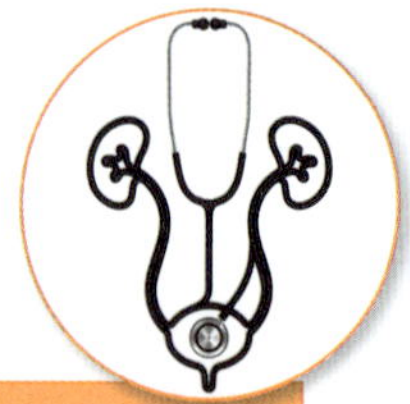

1. Markieren Sie bei den folgenden Urinbefunden die Parameter, die pathologisch verändert sind. Geben Sie außerdem an, woran die Patienten möglicherweise leiden könnten.

	Patient 1	Patient 2	Patient 3
Geruch	acetonartig	stechend	unauffällig
Farbe	wasserhell	rötlich	bräunlich
Trübung	keine	leicht	leicht
Leukozyten	negativ	++	negativ
Nitrit	negativ	+	negativ
pH-Wert	6	8	negativ
Glukose	++	negativ	negativ
Ketone	++	negativ	negativ
Urobilinogen	negativ	negativ	+++
Bilirubin	negativ	negativ	+++
Blut bzw. Erythrozyten/ Hämoglobin	negativ	negativ	negativ
mögliche Erkrankung			

2. Bei einem Harnsediment werden die festen Bestandteile des Urins untersucht. Welche Arbeitsschritte müssen durchgeführt werden, um diese Bestandteile zu untersuchen?

1	
2	
3	
4	
5	
6	

3. Beschriften Sie die folgenden festen Harnbestandteile.

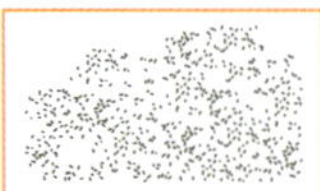		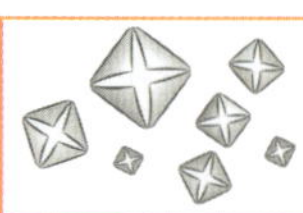	
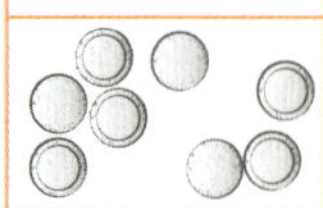		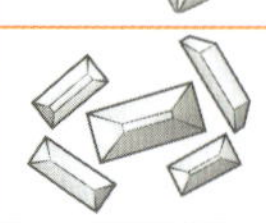	
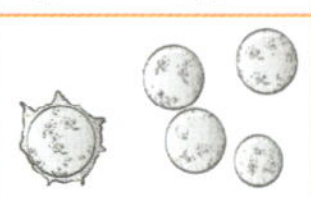		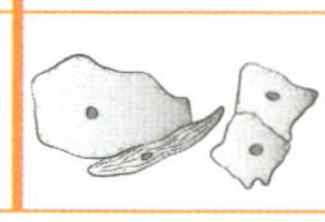	

AB 11 Fachworttrainer Harnsystem

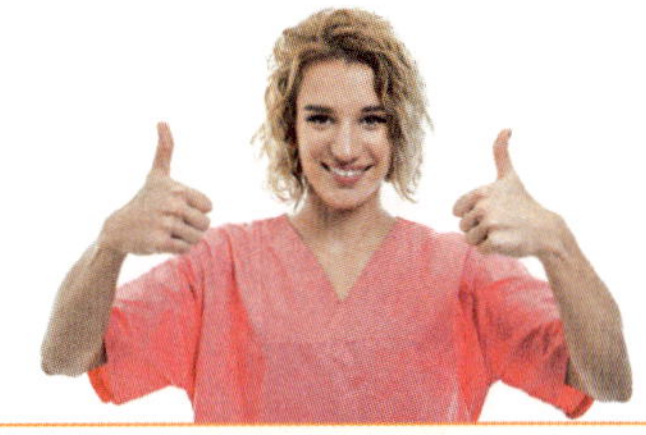

1. Geben Sie die Fachbegriffe für die Beschreibungen an.

Nr.	Fachbegriff	Beschreibung
1		Harnmenge unter 100 ml in 24 Stunden
2		Auftreten von Bakterien im Urin
3		Bestandteil des Nierenkörperchens, das den Primärharn auffängt (zwei Wörter)
4		unter Druck abpressen
5		Entzündung der Kapillarschlingen der Niere
6		Knäuel der Kapillarschlingen
7		Auftreten von Blut im Urin
8		Blutwäsche mithilfe eines Shunts
9		Unfähigkeit, den Urin zu halten
10		krampfartige starke Schmerzen
11		Auftreten von weißen Blutkörperchen im Harn
12		Zertrümmerung von Nierensteinen oder Harnleitersteinen
13		Untersuchung mithilfe der Sinnesorgane und einfacher Hilfsmittel (zwei Wörter)
14		kleinste Arbeitseinheit der Niere aus dem Glomerulus und der Bowmanschen Kapsel
15		Wasseransammlung im Gewebe
16		Ausscheidung von weniger als 400 ml Harn in 24 Stunden
17		Blutwäsche mithilfe des Bauchfells
18		Ausscheidung von mehr als 250 ml Harn in 2 Stunden
19		der erste Harn, der im Nierenkörperchen entsteht, auch Vorharn genannt
20		Auftreten von Eiweiß im Urin
21		Untersuchung, bei der eine Substanz nachgewiesen wird oder nicht (2 Wörter)
22		Untersuchung, bei der die genaue Menge einer Substanz angegeben wird (2 Wörter)
23		Bodensatz, z. B. die festen Urinbestandteile
24		der Harn, der ausgeschieden wird, auch Endharn genannt
25		Untersuchung, bei der die ungefähre Menge einer Substanz angegeben wird (2 Wörter)
26		Überbrückung einer Arterie und einer Vene
27		Untersuchung, bei der die abfließende Harnmenge pro Sekunde ermittelt wird
28		Harnsteinleiden
29		Blasenspiegelung

AB 12 Bau und Aufgaben der männlichen Geschlechtsorgane

1. Schauen Sie sich die Beschriftung der männlichen Geschlechtsorgane an. Einige Organe sind falsch beschriftet. Korrigieren Sie falsche Beschriftungen.

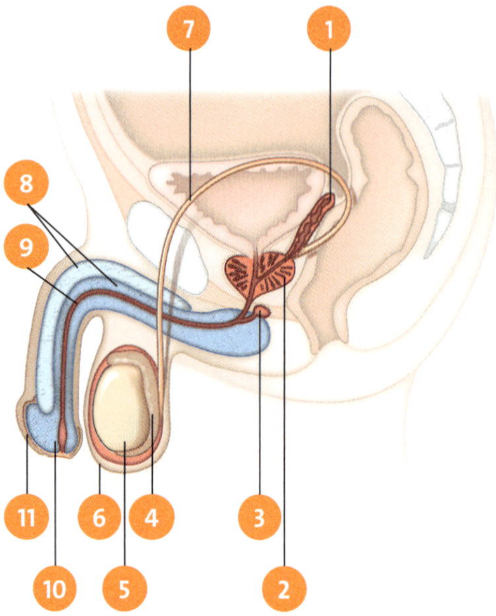

Nr.	Beschriftung	eventuelle Korrektur
1	Vorsteherdrüse	
2	Bläschendrüse	
3	Cowpersche Drüse	
4	Hoden	
5	Nebenhoden	
6	Hodensack	
7	Harn-Samen-Röhre	
8	Schwellkörper	
9	Samenleiter	
10	Vorhaut	
11	Eichel	

2. Nennen Sie die Aufgabe/Aufgaben der männlichen Geschlechtsorgane.

Organ	Aufgaben
Bläschendrüse	
Cowpersche Drüse	
Eichel	
Hoden	
Hodensack	
Nebenhoden	
Samenleiter	
Schwellkörper	
Vorhaut	
Prostata	

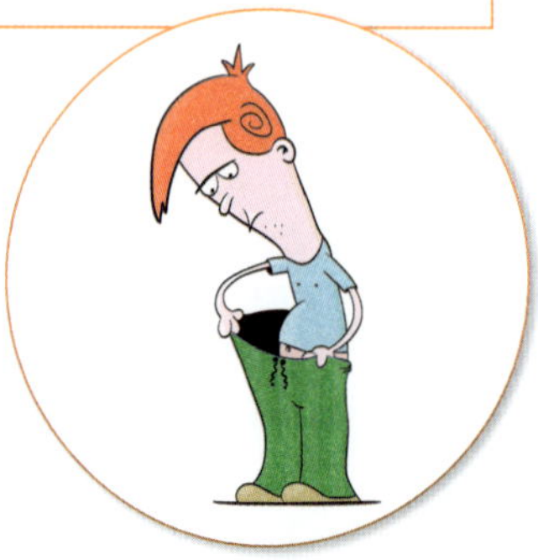

AB 13 Erkrankungen der männlichen Geschlechtsorgane

1. Ergänzen Sie die Karten zu den Erkrankungen der männlichen Geschlechtsorgane.

Hodenentzündung, Nebenhodenentzündung	
Fachausdruck	
Symptome	
Therapie	

Hodenverdrehung	
Fachausdruck	
Symptom	
Therapie	
Komplikation	

Hodenhochstand	
Fachausdruck	
Symptom	
Therapie	
Komplikation	

Vorhautverengung	
Fachausdruck	
Symptome	
Therapie	
Komplikation	

Entzündung der Vorsteherdrüse	
Fachausdruck	
Symptome	
Therapie	

Vergrößerung der Vorsteherdrüse	
Fachausdruck	
Symptome	
Therapie	

Krebs der Vorsteherdrüse	
Fachausdruck	
Symptom	
Therapie	
Prävention	

AB 14 Bau, Aufgaben und Erkrankungen der weiblichen Geschlechtsorgane

1. Beschriften Sie die Abbildung der weiblichen Geschlechtsorgane. Geben Sie auch den Fachbegriff an.

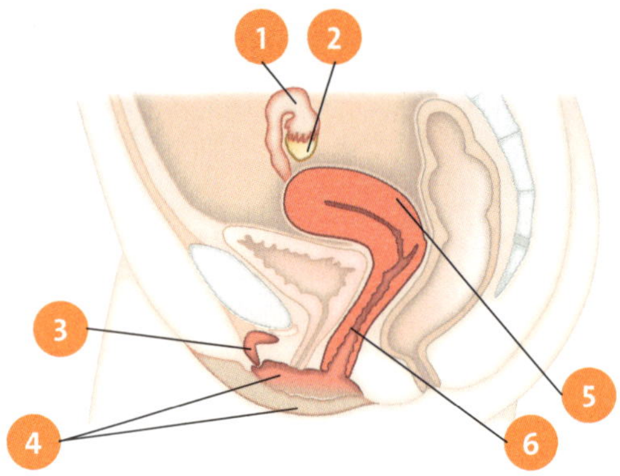

Nr.	Bezeichnung - Fachausdruck
1	
2	
3	
4	
5	
6	

2. Ordnen Sie die Aufgaben den einzelnen weiblichen Geschlechtsorganen zu. Verbinden Sie mit Linien.

Sie bilden weibliche Geschlechtshormone.	**Eileiter**	Hier findet die Befruchtung statt.
Hier nistet sich die befruchtete Eizelle ein und ein Kind wächst heran.	**Eierstöcke**	Es handelt sich um den Geburtskanal.
Es ist das sexuelle Reizorgan der Frau.	**Gebärmutter**	In ihnen reifen die Eizellen heran.
Sie schützen den Scheideneingang und die Harnröhrenmündung.	**Scheide**	Hier wird Sekret gebildet, das für ein feuchtes Milieu sorgt.
Sie wird als Begattungsorgan bezeichnet.	**Schamlippen**	In ihnen werden die Eizellen zur Gebärmutter transportiert.
	Kitzler	

3. Setzen Sie die Namen der beschriebenen Krankheiten der weiblichen Geschlechtsorgane ein.

Entzündung der Eileiter und der Eierstöcke. Es treten starke Unterbauchschmerzen und Fieber auf. Ursache: Chlamydien	Häufigste Krebserkrankung bei Frauen. Sie hat vielfältige Ursachen wie z. B. familiäre Häufung, Rauchen, Alkoholkonsum.	Zellen aus der Gebärmutterschleimhaut siedeln sich im Bauchraum an und verursachen Schmerzen. Häufigste Ursache für Unfruchtbarkeit.
Tritt bei jungen Frauen auf und hat keine frühen Symptome. Deshalb sollte einmal im Jahr eine Krebsfrüherkennungsuntersuchung durchgeführt werden.	Entzündung im Bereich der äußeren Geschlechtsorgane mit starkem Juckreiz, evtl. zusammen mit einer Harnröhren- und Scheidenentzündung.	Gutartige Wucherungen der Gebärmuttermuskulatur. Sie können zu starken Regelblutungen und Unfruchtbarkeit führen.

AB 15 Weiblicher Zyklus, Unfruchtbarkeit

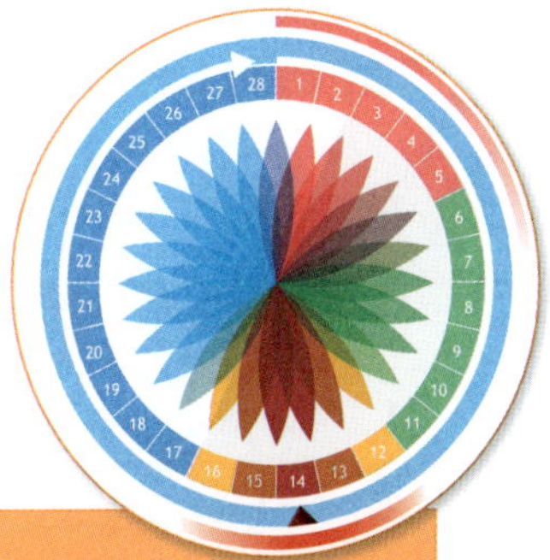

1. Ergänzen Sie die Lücken in der Tabelle zum weiblichen Zyklus.

Aufbau der Schleimhaut	befruchtete	durchblutet	Eizelle	Follikel	FSH
Gebärmutterschleimhaut	Gelbkörper	Heranreifung	LH	Menstruation
Nährstoffen	Östrogene	Ovulation	Progesteron	reife Eizelle	Umbau

Zyklustag/ Zyklusphase	beteiligte Organe	Vorgänge im Körper
1. – 4./5. Tag 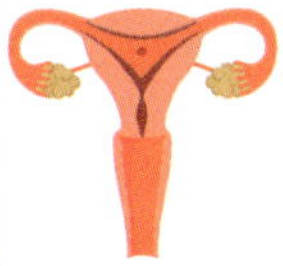	Gebärmutter	Die Schleimhaut wird unter Blutungen abgebaut. Dieser Vorgang wird als ________________ bezeichnet.
Aufbauphase 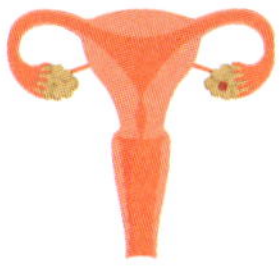	Hypophyse	________ wird gebildet.
	Eierstock	FSH bewirkt die ________________ einer Eizelle im ____________ (Eibläschen). Der Follikel bildet ____________.
	Gebärmutter	Die Östrogene bewirken den ________________________.
ca. 14. Tag 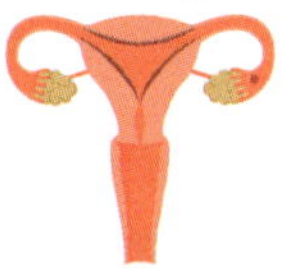	Eierstock	Es kommt zur ____________ (Eisprung): Die ______________ verlässt den Eierstock und wandert durch den Eileiter in Richtung Gebärmutter.
Umbauphase 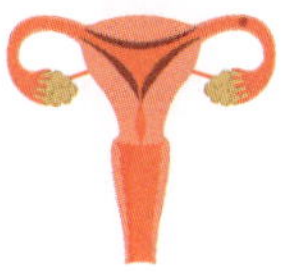	Hypophyse	________ wird gebildet.
	Eierstock	LH bewirkt den ________ des Follikels zum ____________. Der Gelbkörper bildet das Hormon ______________.
	Gebärmutter	Progesteron bewirkt, dass die ________________________ stark ____________ und mit ____________ angereichert wird, um eine ____________ Eizelle aufnehmen zu können.
nach ca. 28 Tagen 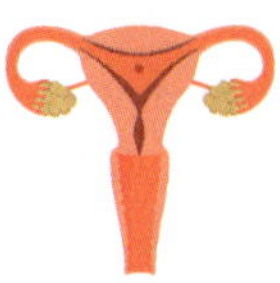	Gebärmutter	Wenn sich keine befruchtete ________ in die Schleimhaut eingenistet hat, wird diese unter Blutungen abgebaut (Menstruation).

2. Nennen Sie mögliche Ursachen für die Unfruchtbarkeit.

bei Frauen	
bei Männern	

AB 16 Fachworttrainer Geschlechtsorgane

1. Ordnen Sie den Erklärungen die Fachausdrücke zu. Setzen Sie die Ziffern ein.

	Fachausdruck
1	Adnexitis
2	Amenorrhoe
3	Dysmenorrhoe
4	Epididymitis
5	Erektion
6	FSH
7	Hodentorsion
8	Klimakterium
9	Kryptorchismus
10	LH
11	Mensis/Menstruation
12	Myom
13	Orchitis
14	Östrogene
15	Ovarial-Karzinom
16	Phimose
17	Polymenorrhoe
18	Progesteron
19	Prostatahyperplasie
20	Prostatitis
21	Vulvitis
22	Zervix-Karzinom
23	Mamma-Karzinom
24	Mastitis

Erklärung	Ziffer
Hodenhochstand	
Hodenentzündung	
Nebenhodenentzündung	
Vergrößerung der Vorsteherdrüse	
luteinisierendes Hormon, auch: Gelbkörperumbildungshormon	
Ausbleiben der Regelblutung	
Entzündung der Vorsteherdrüse	
Krebs der Brust	
Hormon, das die starke Durchblutung der Gebärmutterschleimhaut bewirkt	
Regelblutung	
häufige Regelblutung	
Entzündung der Brustdrüsen	
Wechseljahre	
Muskelgeschwulst	
Hormone, die die Gebärmutterschleimhaut stark anwachsen lassen	
schmerzhafte Regelblutung	
Entzündung der äußeren weiblichen Geschlechtsorgane	
Gebärmutterhalskrebs	
Eierstockkrebs	
Versteifung des Gliedes	
Vorhautverengung	
Drehung des Hodens um die eigene Achse	
Entzündung der Eileiter und der Eierstöcke	
Follikel stimulierendes Hormon, auch: Follikelreifungshormon	

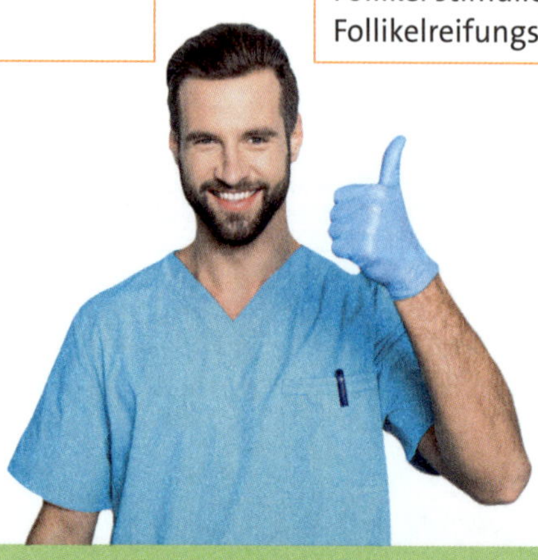

AB 17 Verhütungsmethoden, Schwangerschaft

1. Lösen Sie das Rätsel zu den Verhütungsmethoden. Gleiche Zahlen bedeuten gleiche Buchstaben. Ein Lösungswort ist vorgegeben.

1	B	A	S	A	L	T	E	M	P	E	R	A	T	U	R		
	3	13	23	13	15	2	6	18	7	6	16	13	2	8	16		
	Diese wird jeden Morgen gemessen, um den Zeitpunkt des Eisprungs zu bestimmen.																
2																	
	22	16	6	24	18	4	25	13	2	23	23	7	16	24	2	26	6
	Sie enthält eine hohe Dosis Gestagen und wird viermal im Jahr verabreicht.																
3																	
	24	25	2	16	13	8	2	6	16	24	25	7	6	23	23	13	16
	Es wird in die Gebärmutter eingesetzt und gibt Kupferionen ab.																
4																	
	17	4	16	18	4	25	7	11	15	13	23	2	6	16			
	Es wird auf die Haut geklebt und gibt Hormone durch die Haut ab.																
5																	
	7	24	15	15	6												
	Sie unterdrückt die Bildung von Hormonen in der Hypophyse und verhindert den Eisprung																
6																	
	9	4	25	22	4	18											
	Diese Verhütungsmethode wird beim Geschlechtsverkehr vom Mann benutzt.																

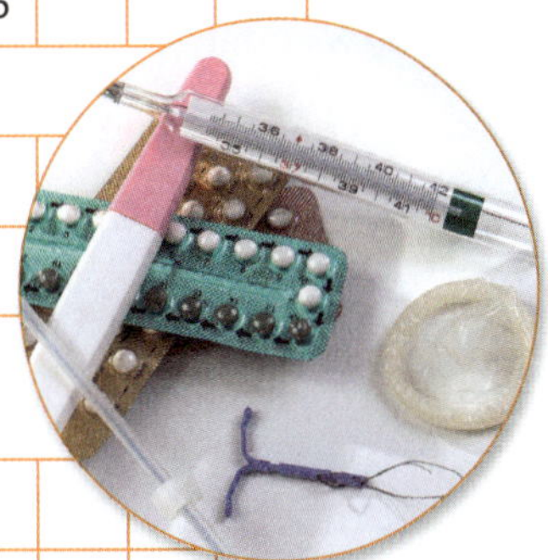

2. Ordnen Sie den Begriffen rund um die Schwangerschaft die richtigen Beschreibungen zu. Setzen Sie die passende Ziffer ein.

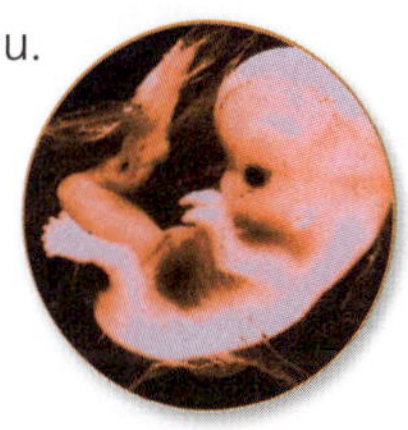

| 1 - Befruchtung | 2 - Plazenta | 3 - Embryo | 4 - Amnion | 5 - Nidation |
| 6 - β-HCG | 7 - Fetus | 8 - Embryonalphase | 9 - Fetalphase

- ◯ Sie findet im Eileiter statt.
- ◯ Es handelt sich um die Fruchtblase.
- ◯ Sie versorgt das Kind während der Schwangerschaft mit Sauerstoff und Nährstoffen.
- ◯ So heißt das ungeborene Kind bis zur 12. Schwangerschaftswoche.
- ◯ In dieser Phase wachsen und reifen die Organe heran.
- ◯ Dieses Hormon findet man im Blut und im Urin bei Schwangeren.
- ◯ So heißt das ungeborene Kind ab der 13. Schwangerschaftswoche.
- ◯ Bei diesem Vorgang wachsen die äußeren Zellen der Blastozyste in die Gebärmutterschleimhaut hinein.
- ◯ In dieser Phase werden alle Organe angelegt.

AB 18 Risiken für das Ungeborene, Geburt

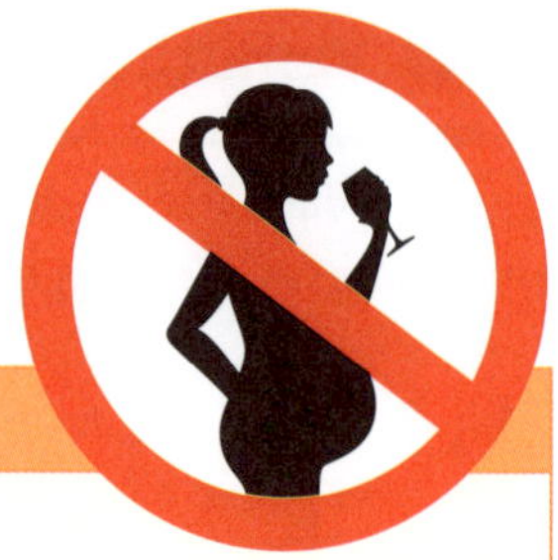

1. Welche Schäden können beim ungeborenen Kind durch die genannten Krankheitserreger/Substanzen/Medikamente entstehen?

Substanz	Schädigung
Rötelnvirus	
Contergan	
Toxoplasmen	
Alkohol	

2. Was geschieht in den Phasen der Geburt? Kreisen sie den richtigen Buchstaben ein. Bei richtiger Beantwortung ergibt sich von oben nach unten gelesen ein Lösungswort.

	Eröffnungs-phase	Austrei-bungsphase	Nachgeburt
Hormon Oxitocin wird freigesetzt und löst Kontraktionen der Gebärmutter aus.	M	J	D
Das Kind wird durch aktives Pressen durch die Scheide geschoben.	U	A	E
Der Muttermund öffnet sich bis zu einem Durchmesser von 10 cm.	E	V	N
Die Plazenta löst sich von der Gebärmutterwand.	N	G	D
Die sogenannten Presswehen setzen ein.	E	C	K
Die Wehen beginnen, werden regelmäßiger und stärker.	H	I	G
Häufig platzt am Ende dieser Phase die Fruchtblase, das Fruchtwasser geht ab.	E	B	U
Die Plazenta wird durch Kontraktionen der Gebärmuttermuskulatur ausgestoßen.	R	T	N

Lösungswort: ______________________________

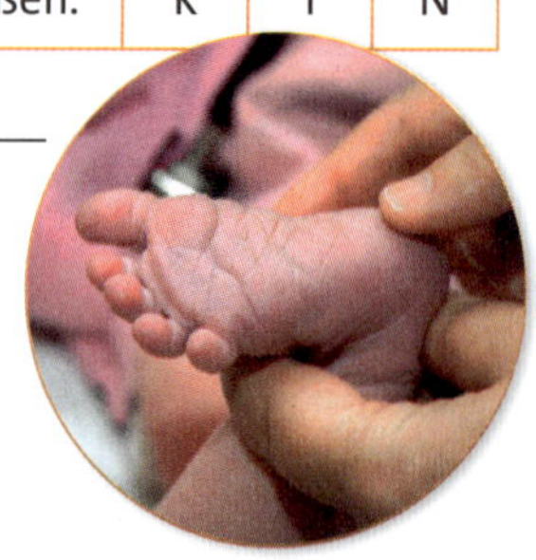

3. Tragen Sie ein, wie groß und wie schwer ein Neugeborenes ungefähr ist.

Größe: ________________ Gewicht: ________________

a. Geben Sie an, wann ein Apgar-Test durchgeführt wird.

____

____

b. Zählen Sie die Vitalfunktionen auf, die beim Apgar-Test überprüft werden.

____

____

4. Beschreiben Sie die Veränderungen des weiblichen Körpers im Wochenbett.

____

____

AB 19 Sexuell übertragbare Krankheiten, Fachworttrainer Schwangerschaft und Geburt

1. Kreuzen Sie an, welche Aussagen auf die genannten sexuell übertragbaren Krankheiten zutreffen. Mehrfaches Ankreuzen ist möglich.

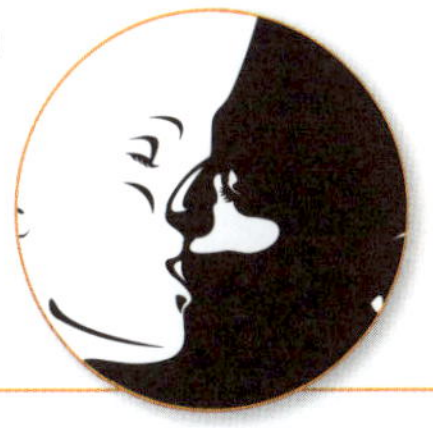

	Chlamydien-infektion	Filzlausbefall	Gonorrhoe	HPV-Infektion	Syphilis
Bei Neugeborenen kann eine Infektion der Augenbindehaut während der Geburt zur Erblindung führen.					
Der Befall ist durch den Nachweis von Nissen möglich.					
Entzündung der Harnröhre bei der Frau und beim Mann.					
Die Krankheit verläuft in drei Stadien.					
Die Krankheit wird durch Bakterien verursacht.					
Die Krankheit wird durch Viren verursacht.					
Die verursachenden Parasiten siedeln sich in dem Schamhaaren an.					
Einige dieser Viren können Gebärmutterhalskrebs verursachen.					
Es entstehen Warzen im Genitalbereich.					
Im 1. und 2. Stadium ist eine Therapie mit Antibiotika möglich.					
Wenn die Infektion aufsteigt, kann es zum Eileiterverschluss kommen.					

2. Fachworttrainer: Nennen Sie den jeweiligen Fachausdruck für die Erklärungen.

	Geschlechtskrankheit, die in drei Stadien verläuft und beim Auftreten des dritten Stadiums nicht mehr heilbar ist.
	Mutterkuchen
	Hormon, das die Wehen auslöst.
	Phase der Geburt, in der der Mutterkuchen ausgestoßen wird.
	Verhütungsmittel, das von Männern benutzt wird.
	Geschlechtskrankheit, die mit Antibiotika behandelt werden kann.
	Ungeborenes Kind nach der 12. Schwangerschaftswoche bis zur Geburt
	Phase der Geburt, bei der sich der Muttermund öffnet.
	Ungeborenes Kind bis zur 12. Schwangerschaftswoche
	Medikament, das eigentlich als Beruhigungs- und Schlafmittel eingesetzt wurde, aber bei ungeborenen Kindern zu schwerwiegenden Fehlbildungen führte.
	Körpertemperatur, die man direkt nach dem Aufwachen zur Bestimmung der fruchtbaren Tage messen kann.
	Phase der Geburt, bei der durch starke Wehen das Kind durch den Geburtskanal gepresst und dann geboren wird.

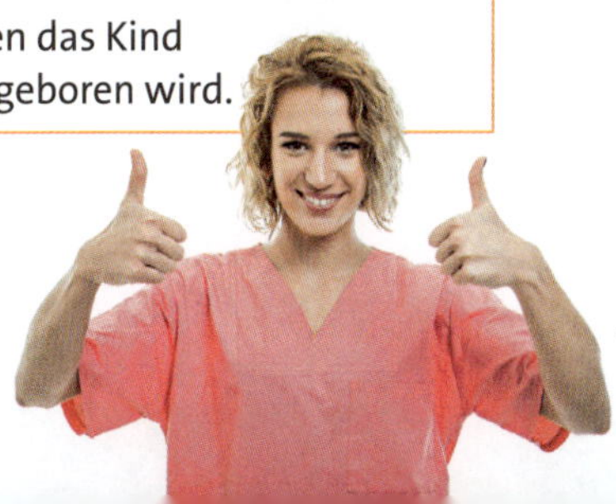

AB 20 Hormondrüsen

1. Ordnen Sie die Hormone den Drüsen zu, in denen sie gebildet werden. Setzen Sie die Zahlen ein.

1 - Thyroxin | 2 - ACTH | 3 - Adrenalin | 4 - Prolaktin | 5 - Parathormon | 6 - Glukokortikoide
7 - FSH | 8 - Östrogen | 9 - Testosteron | 10 - Insulin

Schilddrüse	Nebenschilddrüse	Hoden	Hypophyse
Eierstöcke	Nebennieren	Inselorgan der Bauchspeicheldrüse	

2. Die Hirnanhangsdrüse (Hypophyse) ist die übergeordnete Drüse für viele andere Drüsen. In ihr werden Hormone gebildet, die auf verschiedene Organe einwirken. Tragen Sie ein, welche Hormone dies jeweils sind. Geben Sie auch an, welche Hormone dann von einigen dieser Organe gebildet werden.

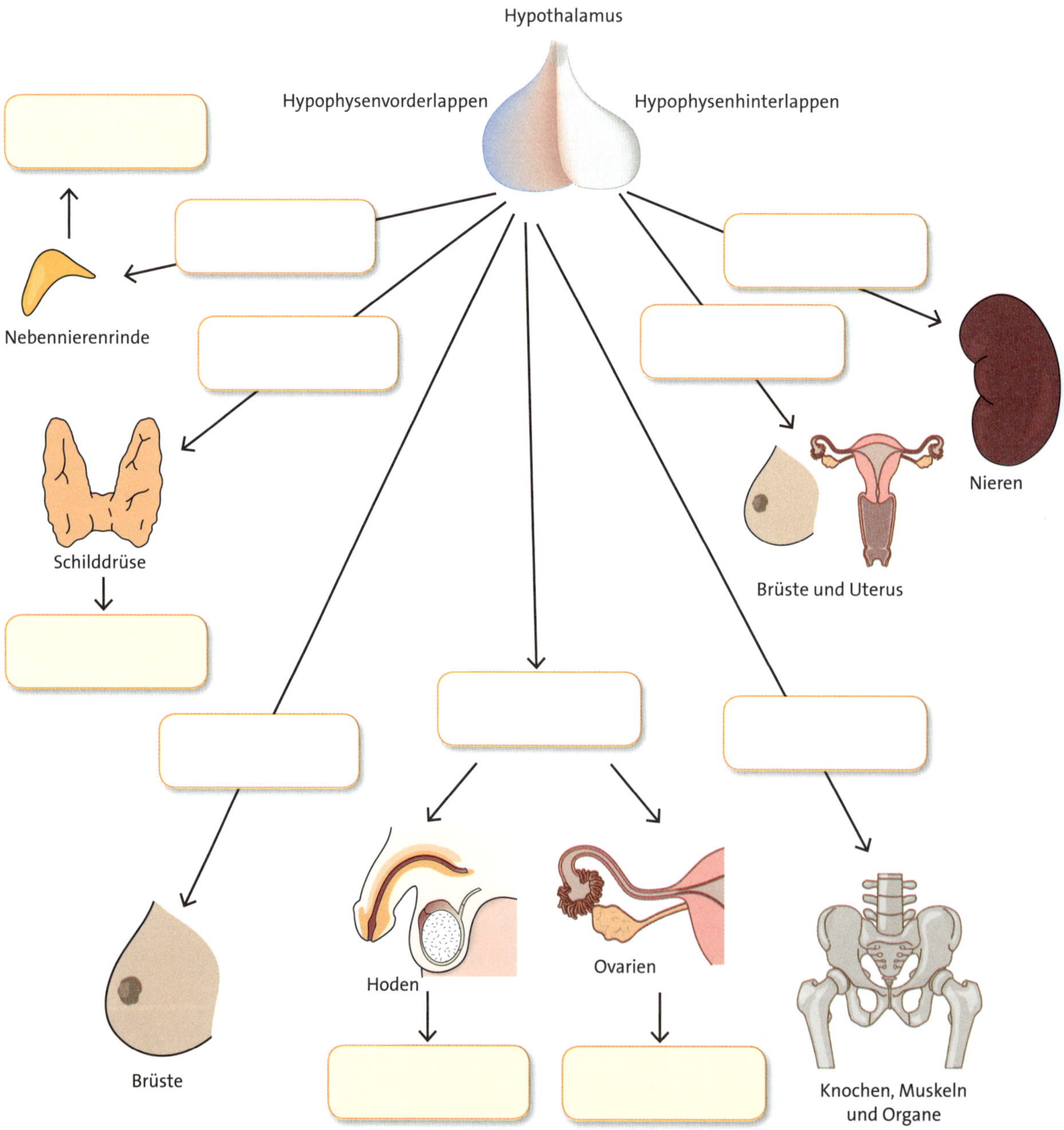

AB 21 Aufgaben der Hormone, Erkrankungen der Hormondrüsen

1. Nennen Sie den abgebildeten Bildungsort und die Aufgaben der in der Tabelle genannten Hormone.

Bildungsort	Hormon	Wirkung
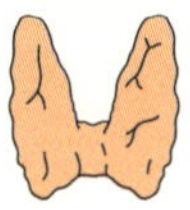	Trijodhyronin (T3)	
	Thyroxin (T4)	
	Kalzitonin	
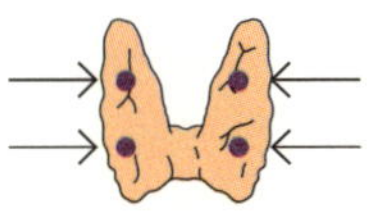	Parathormon	
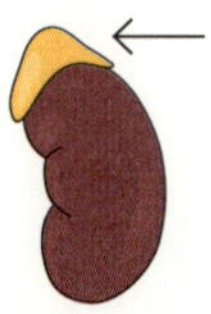	Adrenalin	
	Noradrenalin	
	Glukokortikoide	
	Mineralokortikoide	
	Androgene	

2. Welche Auswirkungen hat ein Jodmangel auf die Schilddrüse?

___

___

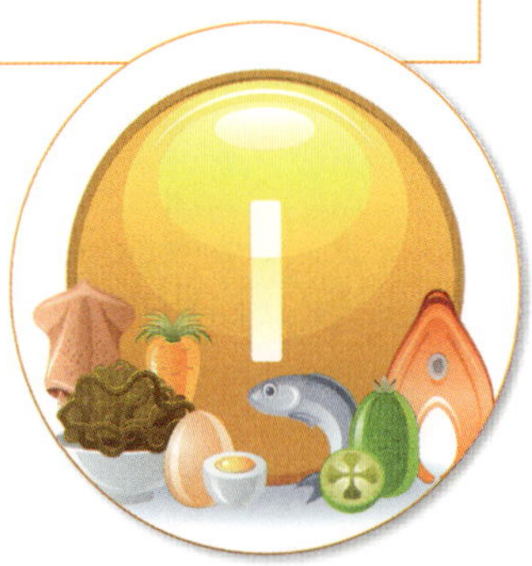

3. Geben Sie den Fachausdruck für die Erkrankungen der Hormondrüsen an.

Erkrankung	Fachausdruck
Schilddrüsenüberfunktion	
Schilddrüsenunterfunktion	
Überfunktion der Nebenschilddrüsen	
Unterfunktion der Nebenschilddrüsen	
vermehrte Bildung von Glukokortikoiden	
verminderte Bildung von Glukokortikoiden	

AB 22 Überfunktion und Unterfunktion der Schilddrüse, Fachworttrainer Hormonsystem

1. Entscheiden Sie, ob die geschilderten Symptome auf die Schilddrüsenüberfunktion oder die Schilddrüsenunterfunktion zutreffen. Kreisen Sie die richtigen Buchstaben ein. Von Zeile 1 bis Zeile 14 gelesen ergeben die Buchstaben das Lösungswort.

		Über-funktion	Unter-funktion
1	aufgedunsene Haut	I	T
2	feucht-warme Haut	R	M
3	Frieren	M	I
4	Gewichtszunahme	U	J
5	Gewichtsabnahme	O	N
6	hervortretender Augapfel	D	I
7	Konzentrationsstörungen	A	T

		Über-funktion	Unter-funktion
8	Hypertonie	H	E
9	Hypotonie	T	Y
10	Haarausfall	R	K
11	Neigung zur Obstipation	L	O
12	Schwitzen	N	E
13	Tachykardie	I	N
14	trockene kühle Haut	I	N

	1	2	3	4	5	6	7	8	9	10	11	12	13	14
Lösungswort:														

2. Fachworttrainer: Tragen Sie das jeweils beschriebene Organ bzw. das Hormon oder die Hormone ein.

Wenn von diesen Hormonen zu viel gebildet wird, kommt es zum Cushing-Syndrom.

Organ, das viele Hormone bildet, die dann andere Hormondrüsen beeinflussen.

Diese beiden Hormone werden in der Schilddrüse gebildet und sind für den Stoffwechsel wichtig.

Dieses Hormon löst die Wehen bei der Geburt aus.

Dieses Hormon wird auch Wachstumshormon genannt.

Dieses Hormon regt die Schilddrüse an, Thyroxin zu bilden.

Diese beiden Hormone werden bei Stress ausgeschüttet.

Dieses Hormon wird in der ersten Zyklushälfte im Eierstock gebildet.

Dieses Hormon sorgt für die Rückresorption von Wasser in den Nierenkanälchen.

Fachbegriff für die Zirbeldrüse, die Melatonin freisetzt

Dieses Hormon regt die Nebennierenrinde an.

Dieses Hormon bewirkt die Bildung von Muttermilch.

Diese beiden Hormone werden in der Hypophyse gebildet und regulieren den weiblichen Zyklus.

Dieses Hormon aus den Nebenschilddrüsen ist der Gegenspieler des Kalzitonins.

Dieses Hormon wird in den Hoden gebildet.

Dieses Hormon wird in der zweiten Zyklushälfte im Eierstock gebildet.

Lösungskarten zum Ausschneiden für Lernfeld 5, Arbeitsblatt 1, Seite 5

Atemwege freimachen	Atmung kontrollieren
Bewusstsein prüfen (ansehen, ansprechen, anfassen)	fachgerecht lagern und versorgen
Herz-Lungen-Wiederbelebung	Hilfe rufen
Notruf (veranlassen)	Notruf (veranlassen)
Notruf (veranlassen)	(stabile) Seitenlage
Vitalfunktionen kontrollieren	

Lösungskarten zum Ausschneiden für Lernfeld 5, Arbeitsblatt 9, Seite 13

Abbauprodukte (Harnstoff, Harnsäure, Kreatinin)	Blutplasma	Elektrolyte (Salze)	Gerinnungsfaktoren
Granulozyten 50 – 70 %	Leukozyten	Lymphozyten 25 – 40 %	natürliche Killerzellen
Nährstoffe (Fette, Glukose)	Proteine (Eiweiße)	Wasser 90 %	

Lösungskarten zum Ausschneiden für Lernfeld 5, Arbeitsblatt 13, Seite 17

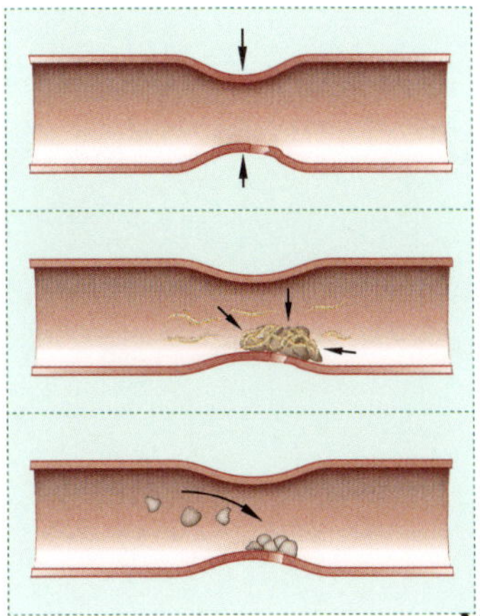

Lösungskarten zum Ausschneiden für Lernfeld 5, Arbeitsblatt 27, Seite 31

Aorta	Hohlvenen	Körper-arterien
Körper-kapillaren	linke Herzhälfte	Lunge
Lungen-arterie	Lungenvene	rechte Herzhälfte

Lösungskarten zum Ausschneiden für Lernfeld 5, Arbeitsblatt 44, Seite 48

anfallsweise Atemnot, Verengung der Luftröhrenäste	Ansammlung von Luft im Brustfellraum
Aufblähung, Ansammlung von Gasen	Blaufärbung der Lippen und ggf. der Haut bei Atemnot (oder starker Kälte)
Brustfellentzündung	Eiteransammlung im Brustfell
Engegefühl im Hals durch Entzündung der Gaumenmandeln	Entzündung der Gaumenmandeln
Entzündung der Luftröhrenäste	Infektionskrankheit, verursacht durch Tuberkel-Bakterien
Kehlkopfentzündung	Kehlkopfkrebs
Kieferhöhlen-entzündung	Luftröhrenentzündung
Lungenentzündung	Nasenneben-höhlenentzündung
operative Entfernung der Gaumenmandeln	Rachenentzündung
Schnupfen	Stirnhöhlenentzündung

Lösungskarten zum Ausschneiden für Lernfeld 7, Arbeitsblatt 3, Seite 85

arbeiten mit geringer Motivation	arbeiten mit geringer Motivation	arbeiten mit hoher Motivation und Identifikation
denken mit, sind kreativ	fühlen sich überfordert	gibt keine Rückmeldungen, keine Kritik, kein Lob
gibt strikte Regeln und Anweisungen vor	gibt unklare Anweisungen	gibt Ziele vor und korrigiert in regelmäßigen Abständen
haben keine Angst vor dem Vorgesetzten	kann nicht zuhören	lässt jeden machen, was er will
lehnen den Vorgesetzten innerlich ab	nimmt Vorschläge und Kritik ernst	stimmt sich mit den Mitarbeitern ab
trauen sich nicht, kreativ zu sein	weiß alles, hat immer recht	werden gleichgültig

Lösungskarten zum Ausschneiden für Lernfeld 7, Arbeitsblatt 7, Seite 89

Der Plan wird mit allen Maßnahmen und Konsequenzen daraus umgesetzt.	Der Plan wird verbessert, sodass die Probleme/Fehler weniger werden.
Die Umsetzung des Plans mit allen Maßnahmen wird überprüft.	Ein Plan mit allen erforderlichen Maßnahmen wird erstellt.

Act	Check
Do	Plan

Bildquellenverzeichnis

123RF GmbH, Nidderau: S. 102/2 (Roberto Biasini)
Bundesverband der Deutschen Volksbanken und Raiffeisenbanken - BVR, Berlin: S. 75/1,2; 76/3
EURO Kartensysteme GmbH, Frankfurt am Main: S. 76/7-9
Grafische Produktion Neumann, Rimpar: S. 6/1,2; 9/1-6; 17/1-3; 21/1; 22; 23/1-4; 25/1,2; 27/2,3; 28/2-4; 31/1; 32/1,2; 35; 36/1; 37; 38/1; 41/1,2; 42/1,2; 46/1; 50/1; 51/1-3; 53/1; 54/1; 58/2; 59/2; 83; 97/1; 98/1; 106/2-7; 108/1; 110; 116/1; 121
iStockphoto, Berlin: S. 5/2 (TommL); 19 (pictorico); 20 (alvarez); 67/1 (Charly_Morlock)
Krausen, Scott, Mönchengladbach: S. 43/2a,b; 43/3a,b
Kruse, Jörn, Lüchow (www.joern-kruse.de) - mit Unterstützung durch Ose Zahntechnisches Labor GmbH, Grönwohld: S. 7/1-4
Mastercard Europe SA, MSL Group, Berlin: S. 76/2,5,6
mauritius images GmbH, Mittenwald: S. 113/2 (Science Source/Biophoto Associates)
Photographie Annette Clasen, Ellerbek: S. 105/1-4
Shutterstock Images LLC, New York, USA: S. 5/1 (Bildagentur Zoonar GmbH); 10 (irin-k); 11/1 (Robert Kneschke); 11/2 (Sergey Novikov); 12 (Roman Samborskyi); 13/1 (Mary_Vein); 13/2 (LiveVector); 14/1 (Timonina); 14/2 (Double Brain); 15/1 (GingerKitten); 15/2-5 (Timonina); 16/1 (Jantana Phattha); 16/2 (TunedIn by Westend61); 17/4 (Love the wind); 17/5 (Lightspring); 21/2 (Pop Paul-Catalin); 24 (Roman Samborskyi); 26/1 (AmiraTalha); 26/2 (hydebrink); 27/1 (Fusionstudio); 28/1 (Sabuhi Novruzov); 29/1 (Athanasia Nomikou); 29/2 (Pop Paul-Catalin); 30/1 (VectorMine); 30/2 (Lightspring); 31/2 (newelle); 33/1 (Tefi); 33/2a-d (Trueffelpix); 34 (Roman Samborskyi); 36/2 (fizkes); 38/2 (eoSap); 39 (galsand); 40 (Pop Paul-Catalin); 42/3 (medicalstocks); 44 (Roman Samborskyi); 45 (Africa Studio); 46/2 (spline_x); 47 (mylisa); 48 (Pop Paul-Catalin); 49/1 (Ross-Helen); 49/2 (sumroeng chinnapan); 50/2 (AngeliqueD); 51/4 (sebos); 51/5 (Artikom jumpamoon); 52/2 (Pop Paul-Catalin); 53/2 (Mtsaride); 54/2 (zhukovvvlad); 55/1 (Krakenimages.com); 55/2 (Roman Samborskyi); 56 (Viktar Malyshchyts); 57/1 (Billion Photos); 57/2 (Hanna_photo); 58/1 (Dmitrey Kozlov); 59/1 (Talaj); 60 (EFKS); 61/1 (Peera_stockfoto); 61/2 (Space Images); 62 (Pop Paul-Catalin); 63 (Ta Animator); 64 (Kuznetsov Alexey); 65/2 (jocic); 65/5 (Poravute Siriphiroon); 66 (anntavi); 67/2 (Phil Jones); 68/1 (Lifeking); 68/2 (Only One Line); 68/3 (LovArt); 69/1 (Africa Studio); 69/2 (Prostock-studio); 70/1 (Brian A Jackson); 70/2 (Imilian); 71 (Pop Paul-Catalin); 72/1 (Oliver Hoffmann); 72/3 (Alexander Limbach); 73/1 (wavebreakmedia); 73/2 (sondem); 73/3 (Andrey_Popov); 73/4 (Africa Studio); 73/6 (Leah-Anne Thompson); 74/1 (Claudio Divizia); 74/2 (Bohdan Populov); 77 (Roman Samborskyi); 78/1 (Kunertus); 78/2 (BorisShevchuk); 79/1 (Gunnar Assmy); 79/2 (Voronin76); 80/1 (Tyler Olson); 80/2 (Adam Melnyk); 81/1 (ALPA PROD); 81/2 (Dragana Gordic); 81/3 (DC Studio); 81/4 (Chompoo Suriyo); 82/1 (Sandra Litovchenko); 82/2 (Vach cameraman); 82/3 (Eshma); 82/4 (Narumon Numpha); 82/5 (Pop Paul-Catalin); 84/1 (Roquillo Tebar); 84/3 (r.classen); 86 (rallef); 87/1 (ysclips design); 87/2 (Mega Pixel); 87/3 (KaryB); 88/1 (keport); 88/2 (Zerbor); 89 (Intellson); 90/1 (ONYXprj); 90/2 (zabanski); 90/3 (ilapinto); 91/1 (didden); 91/2 (Pixel-Shot); 92/1 (Beto Chagas); 92/2 (Ju Jae-young); 93/1 (Tetiana Yurchenko); 93/2 (Blan-k); 93/3 (Blan-k); 94/1 (Clovera); 94/2 (pikepicture); 95/10 (icon99); 95/11 (Miro Tartan); 96 (Pop Paul-Catalin); 97/2 (Andrew Rybalko); 98/2 (Ann1415); 99 (Ventura); 100/1 (Emily frost); 100/2 (Evan Lorne); 101 (ahmad agung wijayanto); 102/1 (Bork); 103/1 (Kabardins photo); 103/2 (Asier Romero); 104/1 (Sergey Mastepanov); 104/2 (Zoran Milic); 104/3 (Olha_Kulbachna); 104/4 (Zern Liew); 105/5 (Eshma); 106/1 (paitoon); 107 (Pop Paul-Catalin); 108/2 (NorSob); 111/1 (Janos Levente); 111/2-6 (Tsyntseus Anastasiia); 112 (Roman Samborskyi); 113/1 (JPC-PROD); 114/1 (Arcady); 114/2 (In The Light Photography); 115/1 (13FTStudio); 115/2 (Pop Paul-Catalin); 116/2-10 (Blamb); 117/1-3 (Blamb); 117/4 (OlgaChernyak)
stock.adobe.com: S. 43/1 (michaeljung); 52/1 (Patrick Helfrich); 65/1 (alphaspirit); 65/3 (dinostock); 65/4 (Werner Heiber); 73/5 (detailblick); 84/2 (babimu); 102/3 (fotohansel)
Visa Europe Management Services Limited, Frankfurt am Main: S. 76/1,4